JN242048

ベッドサイドで使える腫瘍循環器入門

田村雄一
国際医療福祉大学三田病院 心臓血管センター
国際医療福祉大学医学部 循環器内科 准教授

循環器医と腫瘍専門医が知っておくべき**20**の基本知識

20 Fundamental Knowledge for Cardio-oncology

中外医学社

推薦のことば

　本書を手に取った時，私自身がまず感じたのは「20 の "基本" 知識」ががん医療に携わる医療者にとっても必ずしも「常識」ではないことである．特にがんサバイバーの心血管疾患フォローや，がん患者の心臓リハビリテーションなど，がん治療に携わる医療者にとっても，循環器に携わる医療者にとっても，互いがオーバーラップしている分野の知見には未知の領域が多いのが現実である．

　社会の高齢化がさらに進行し，さまざまな治療技術の進歩によってがん治療成績が向上するこれからの時代において腫瘍循環器学はますます重要な領域として認識されるものと考える．腫瘍学と循環器学が互いの理解なくして最適な診療を行えないケースもさらに増加するであろう．

　一方で，まだまだエビデンスの蓄積が必要な腫瘍循環器学という分野を実臨床に直結させるにはどうすればよいのかを今後を担う若い世代に的確に伝える必要がある．本書は腫瘍循環器領域の第一線で活躍する筆者らの実践的経験の蓄積の上に構成されており，実用的であるだけでなく現時点で提示できるエビデンスもしっかりと示している点で秀逸である．

　本書が今後大きな発展を遂げるこの領域の歴史の 1 ページを刻む 1 冊となり，多くの医療者がこの領域に興味を抱いてその未来を切り開いていただきたいと願っている．

　2019 年 10 月

慶應義塾大学医学部外科学教室教授　北 川 雄 光

この本を心臓およびがんの治療に携わる
すべての医師・医療スタッフに届けたい

　私と腫瘍循環器との出会いはまだ私が研修医であったころに遡る．当時はまだ拡張型心筋症にも恐る恐る（1週間に1回以下の増量のペースで）β遮断薬を入れていた時代．そんな中でドキソルビシンによる心筋症の患者の担当になったが，それだけゆっくりのペースであってもβ遮断薬の増量には耐えられず，また心室性不整脈も頻発し，ついには退院できなかった．ドキソルビシンが用量依存性に心筋症を起こすことはわかっていたため，これは原因を取り除くしかないと考えたものの，多くの患者はとうの昔に化学療法を終えているため，循環器医からできることは少ないなと，無念さを禁じえなかった．当時すでに米国では Cardio-Oncology Unit が設立されはじめたという情報も，当然のことながら日本には入ってきておらず，以来抗がん剤と心疾患の関連は私の中でいつも小骨のように引っかかっていた．

　日本でも腫瘍循環器の重要性ががんセンターを中心に注目され始めたころ，留学から帰国し国際医療福祉大学三田病院にお世話になっていた私は，故 北島政樹先生（慶應義塾大学名誉教授・国際医療福祉大学名誉学長）の薦めをいただき2017年の春に念願の腫瘍循環器外来を開設することができた．あえて循環器が主役ではないことから周囲からは不思議に思われたであろう腫瘍循環器外来を『がん心臓外来』と名付けた私は，患者さんと主治医の治療スケジュールを妨げることなくサポートできる外来とするため，3名の医師でチームを組み毎日腫瘍循環器外来を開催することにした．周囲からはとっつきにくいと思われることの多い循環器医が，できるだけコンサルテーションの敷居を下げてがん治療をサポートするというコンセプトを掲げたこともあってか，依頼件数は瞬く間に増え，さまざまな診療科の数多くの患者さんと接することができた．時には連携がうまくいかないこともあったり，時には診察室で患者さんから心臓ではなくがん治療に関する不安を伺ったりと，いろいろ試行錯誤を繰り返しながら積み上げてきた経験値を，本の形で他施設で困っている医療スタッフに還元できればと思い本書を

したためた.

　はじめて腫瘍循環器に取り組む医師・メディカルスタッフがこれ一冊を読めば2019年における腫瘍循環器領域のスタンダードにキャッチアップできるように記載しているので，本書を使ってこの領域の扉を開けてほしいと願っている.

　最後にいつも新たな知見を教えてくださる三田病院のさまざまな領域の専門医，快く検査をしてくださる検査技師，一緒に薬について調べてくれる薬剤師，一緒にがん心臓外来を立ち上げた同僚たちにこの場を借りてお礼を申し上げるとともに，この領域に関わるスタッフがさらに一人でも多く増えていくことを願う.

　　2019年9月吉日

国際医療福祉大学三田病院　　田 村 雄 一

目　次

総　論

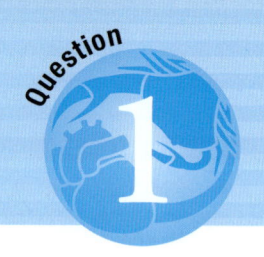
腫瘍循環器外来とはなんですか？
またその意義はなんでしょうか？

まとめ

- 腫瘍循環器外来は，がん治療を最適化するために循環器専門医がサポーターとなる概念をもつ外来である
- エビデンスが乏しい領域のため，実際の経験を踏まえた管理が必要になるケースも多い

　有史以来人類にとっての最大の脅威は感染症であった．しかし20世紀に入り抗生物質の発達とともに，特に先進国においては感染症の死亡者数が激減した．そして平均寿命の延びとともに問題になってきたのが，がんと心血管疾患である．現在日本においても死因の第1位はがんであり総死亡の3割を占めるに至っている．また心疾患は死因の第2位であり，脳血管疾患は第3位であることから 図1 ，がんと心血管病だけで死因の半数以上を占めることになっている．がんの数が増加したことは，すなわち感染症による死亡者数が減ることで平均寿命が延びたことの裏返しであり，心血管病も同様の事情から増加していると考えられる．したがって，がんと心血管病の両疾患が合併する頻度が増え，さらにがん治療の治療成績の向上によって，がんの長期生存者いわゆる"がんサバイバー"が心血管病を発症するというケースも増加しており❶ 図2 ，高齢化する我が国においてもそれは例外なく当てはまるのである．

　こういった背景において課題になってくるのは，がんと心血管疾患が合併した際にどちらを優先して治療するか，もしくは片方の原因によってもう片方の治療

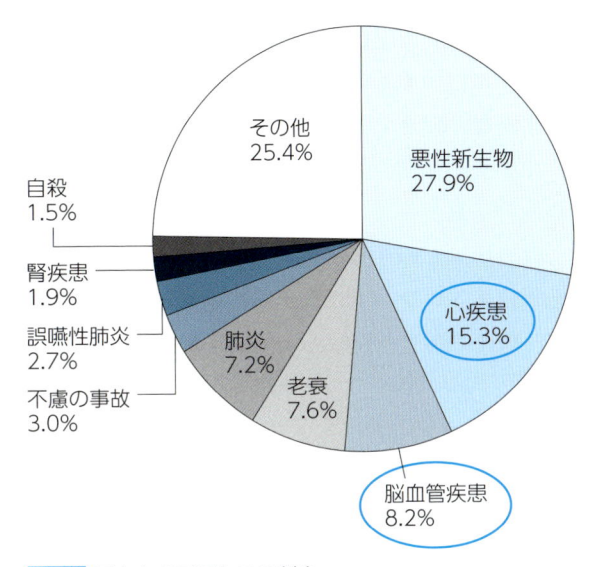

図1 日本人の死因とその割合
（厚生労働省 平成 29 年人口動態統計）

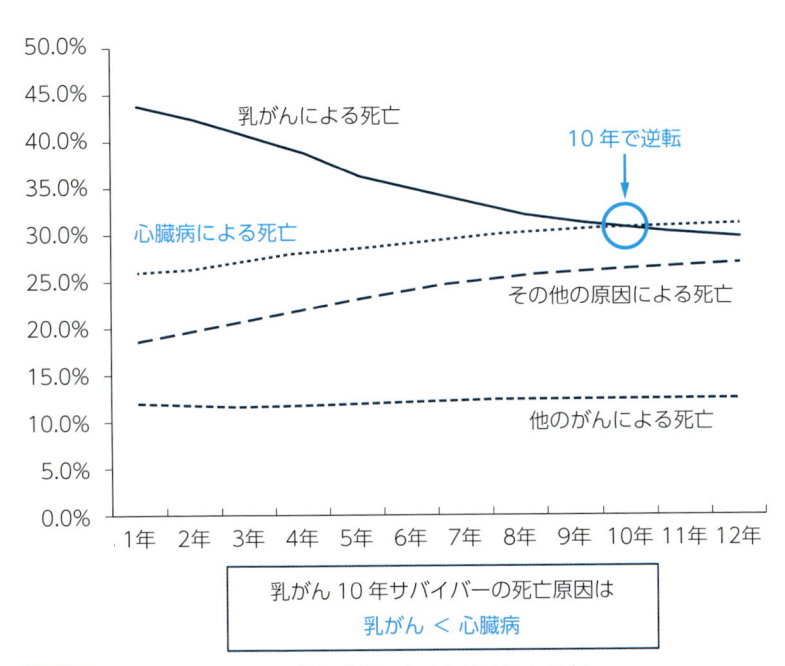

乳がん 10 年サバイバーの死亡原因は
乳がん ＜ 心臓病

図2 がんサバイバーはその後心疾患で亡くなるリスクが高い
(Patnaik JL, et al. Breast Cancer Res. 2011; 13: R64[❶])

を十分に行うことができないなどのケースである。例えば、冠動脈疾患の多枝病変を持つ患者さんががんに対する外科的手術を受ける場合にそのリスクをどのように評価するか。または、元々心機能の低下が認められる患者さんにおいて、心筋障害を合併しやすい抗がん剤の使用の是非をどのように考えるか。このような両疾患が複雑に絡み合ったケースに対して、従来のがんのみもしくは心血管疾患のみを対象にした臨床試験というものは、時として全く参考にならない。そのような場合に必要とされるプロフェッショナルな知識とは、この両者のバランスをいかにとりながら、個々の患者さんにとって最も良い治療方針を立てられるかという点にある。

そこで2000年代初頭より米国において腫瘍循環器外来（Cardio-Oncology Unit）というものが誕生し、がんと心血管病の2大疾患を合併したケースのマネジメント経験の集積およびエビデンスの創出を積極的に行うようになってきた。もちろん合併領域には、がん患者における血栓症の診断や、特定の抗がん剤における心筋障害の発生など、循環器内科医がとっつきやすい側面もある。しかし腫瘍循環器外来におけるプロフェッショナルな知識というものはそれだけにとどまらない。最も必要とされるのはいかにがん治療を中断させずに循環器疾患のマネジメントを行っていけるかという技量である。それに早くから気づいた米国では現在、数多くの腫瘍循環器専門家の育成プログラムを立ち上げ、国家レベルでそれを行っていけるようにさまざまな側面から活動を拡げている。またエビデンスを構築していくことで、その仕組みを世界共通のものにしていこうとしている 図3 。

以上の観点から、腫瘍循環器領域は循環器にとっての臨床・研究の新たなフロンティア領域であると言えるであろう。一方で、これまでの循環器領域はそれ自体が致死的であり、心血管疾患のケアを常に最優先に考えることが期待され、許されてきた。「何はともあれ、心臓の治療しなきゃ死んじゃうから」という感じで。しかし腫瘍循環器領域においては、最も致死的な危機は心血管ではなく「がん」にある。したがって、腫瘍循環器専門医に求められるのは、心臓を理由にしてがん治療を止める警官のような役割ではなく、できる限り患者ががん治療を受け続けられるようなサポーターとしての役割なのである 図4 。

本書は全体を通してそのようなフィロソフィーで執筆されており、前半部分では日本においてどのように腫瘍循環器外来を運用していくのがよいかというヒン

JCOPY 498-13438

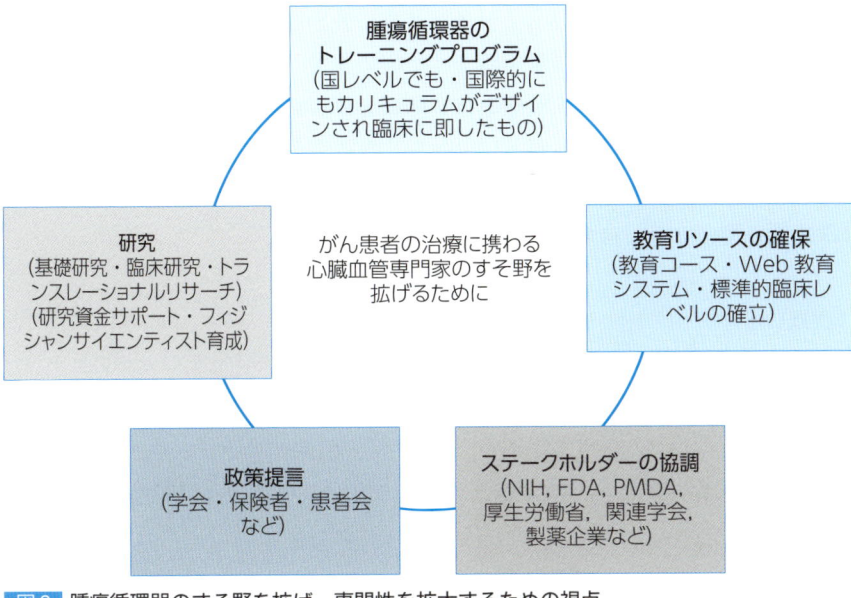

図3 腫瘍循環器のすそ野を拡げ，専門性を拡大するための視点
(Hayek SS, et al. J Am Coll Cardiol. 2019; 73: 2226-35❷を改変)

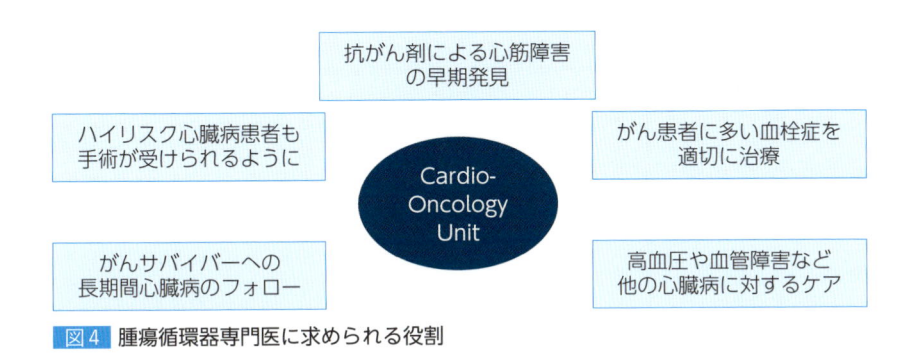

図4 腫瘍循環器専門医に求められる役割

トを，後半部分では各薬剤別もしくは病態別の治療・管理上の注意点をまとめている．それぞれの項目がオムニバス形式にまとめてあるので，是非興味を引く部分から読み始めていただきたい．

　本領域をガイドラインにしようとすると，ほとんどの領域はエビデンスが乏しいため，アントラサイクリン系抗がん剤やトラスツズマブ使用例のような一部のケースしか実践的な内容を記載することができない．しかし臨床現場で腫瘍専門

医や循環器内科医が困っているケースは非常に多いことから，本書ではエビデンスベースのものから実際の経験を踏まえたものまで，腫瘍循環器外来を運用していく上でのエッセンスやがん治療を行う際に必要な循環器内科の知識を詰め込んでいる．したがって循環器内科だけではなく腫瘍専門医の先生方にとっても，手に取って自分の専門に関連する領域をベースに読み進めていただくだけでも必ず日常臨床の役に立つと自負している．

📖 文献

❶ Patnaik JL, Byers T, DiGuiseppi C, et al. Cardiovascular disease competes with breast cancer as the leading cause of death for older females diagnosed with breast cancer: a retrospective cohort study. Breast Cancer Res. 2011; 13: R64.

❷ Hayek SS, Ganatra S, Lenneman C, et al. Preparing the cardiovascular workforce to care for oncology patients: JACC review topic of the week. J Am Coll Cardiol. 2019; 73: 2226-35.

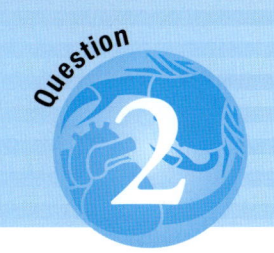

腫瘍循環器外来を行うのに必要なリソースとうまく運営するコツはなんですか？

ま と め

● 腫瘍循環器外来に必要なものは次の 3 点である
1. 毎日外来を行うこと（最も重要）
2. 心エコーを中心とした検査室の協力体制を得ること
3. 各疾患・治療に対するフローチャートを準備すること

腫瘍循環器外来を行う上で最も大切な点は腫瘍専門医からみたアクセスのしやすさである．他科のドクターから循環器内科医を見た時にはどのような印象であろうか．忙しそう，怖そう，変なこと相談したら怒られそう，このような返答が返ってくる．もちろん本書を手にとっている循環器内科の先生方はそのような気持ちは毛頭ないであろうが，他科からの印象はたいていそのようなものである．したがって主治医としてがんの診療にあたっている腫瘍専門医に腫瘍循環器外来を最もうまく活用してもらうコツは，コンサルテーションの閾値を思いっきり低くすることである．

誤解しないでいただきたいのは，コンサルテーションの閾値を低くすると言ってもそれをひとりの医師の力で行うと言っているわけではない．そんなことをしたら特定の医師に相談が集まって，その先生はいつか壊れてしまうであろう．最も大切なのは，数人のチームで腫瘍循環器外来を毎日開設することである．この方法にはいくつかのメリットがある．1 つ目は週に 1 日や 2 日しか外来が開催さ

表1 三田病院における腫瘍循環器外来のスケジュール

	月曜	火曜	水曜	木曜	金曜
AM 腫瘍循環器外来	担当医 A	担当医 B	担当医 B	担当医 C	担当医 C
・初診枠は 1 日 3〜5 人程度 ・フォローアップも含め午前中に腫瘍循環器外来のための心エコー検査枠を確保 ・緊急手術や翌日からの緊急化学療法などで午後への対応が望まれる場合にはオンコールで対応する					

れていないと，腫瘍専門医サイドからみたときコンサルテーションがしにくい．例えば早々に抗がん剤を始めたい患者さんがいたとして，“腫瘍循環器外来は来週水曜日までないのでそれまで抗がん剤治療を待ちましょうか”というふうになるだろうか．おそらく，コンサルテーションをせずに治療を開始するか，もしくは知り合いの循環器内科の先生に電話をするであろう．すると窓口が一本化できないだけではなく検査や介入の方針までバラバラになってしまう．特に大学病院などの大規模な施設においては，統一したプロトコールで介入・フォローアップを行う体制をいかに築いていくかが非常に大切なため，その点でも毎日腫瘍循環器外来を開催しコンサルテーションの閾値を下げ，窓口を一本化するということが重要である．

　毎日外来を行う 2 つ目のメリットとして，腫瘍循環器チームを組めるということがあげられる．さすがに 1 人で毎日腫瘍循環器外来はできないであろう．毎日行うためには必然的に 3 名以上のチームを組んで行うことになる．後述する介入方針のプロトコール化においても，複数の医師がチームで介入するということはプラスに働く．また循環器の診療科内でも複数の医師が関与していることで診療科全体の取り組みとしてみなしてもらえるようになるであろう．

　表1 に当院での具体例を示す．当院では毎日午前中に腫瘍循環器外来の専門枠を設け，3 人の医師が交代で対応している．また同時に腫瘍循環器外来専用の心臓超音波検査枠も午前中に数件確保している．これらのルーチン化された体制を構築することによって，例えばトラスツズマブなどの頻回の心エコー評価が必要な抗がん剤治療を受けている患者のフォローを行う場合においても，その日のうちに結果をフィードバックすることができ，結果として腫瘍専門医の信頼も勝

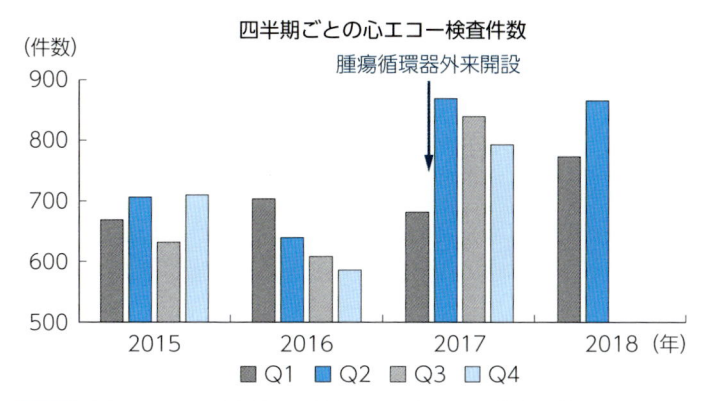

図1 当院における腫瘍循環器外来開設と心エコー検査の増加
（Q1＝第 1 四半期）

ちとることができる.

　次に大切な点は生理検査室との協力体制を密にするということである.　前述のように，特定の抗がん剤治療においては頻回の心エコー評価が必要になり，多くの病院ではそんなに簡単に多くの心エコー検査枠を押さえられないよとお嘆きの先生方も多いであろう.　図1　に示すのは当院における腫瘍循環器開設前後の心エコーの検査件数の変化である.　当院は 300 床程度の中規模病院であるため，心エコーは検査機器実質 1 台で回している.　腫瘍循環器外来開設にあたって，生理検査室のスタッフをはじめとした検査関係者に，いかに患者さんに安全ながん治療を提供する上で心エコー検査をはじめとした生理機能検査が大切かということについて何度もレクチャーを行った.　その結果，腫瘍循環器外来枠に応じた心エコー検査枠を設けてもらうことができ，ある程度安定した形でその枠には検査が入るため，エコー件数の伸びにもつながっている.

　また検査もただやってもらうのではなく，検査技師へのフィードバックも重要なポイントである.　エコーをやって左室収縮率が落ちているかいないか，という議論だけではなく，どのような所見が気になるか，この患者は抗がん剤を続けるべきか，心機能低下を防ぐための投薬が必要かどうか，などに関して腫瘍循環器外来での見解をフィードバックすることで，心機能が落ちる前に検査技師がアラートを鳴らしてくれることも期待できるのである（例えば HER2 阻害薬のとこ

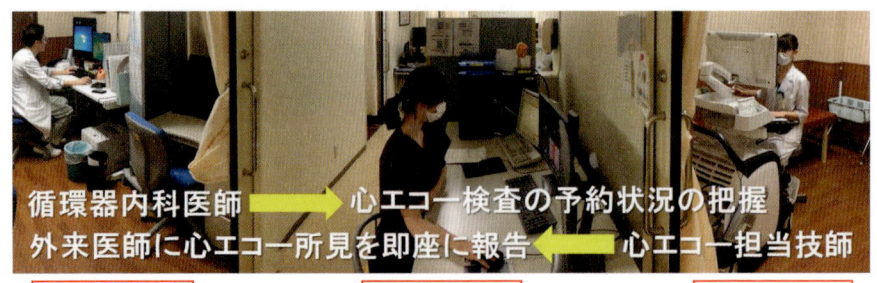

図2 三田病院における腫瘍循環器外来と心エコー室

ろで詳しく述べる global longitudinal strain〔GLS〕の測定値などを用いて）．当院では　図2　に示すとおり，腫瘍循環器外来と心エコー検査室・解析室が隣接する環境を構築しているため，リアルタイムに医師と検査技師が情報交換をすることで，スキルとモチベーションの向上を図ることができている．

　もちろん各病院においてさまざまな事情があるであろう．しかし生理検査室のスタッフを味方につけられなければ腫瘍循環器外来は絶対にうまくいかないと言っても過言ではない．前項で述べたようながん治療と心血管疾患との関連や，腫瘍循環器外来による介入の重要性というものを繰り返し検査室スタッフに説明していくことが大切である．

　最後に最も大切な点を一つあげると，それは各疾患や治療に対するスクリーニングやフォローアップのフローチャートをしっかり準備しておくことである．例えば心筋障害を起こし得る抗がん剤治療ひとつをとっても，治療ごく早期に心筋障害を引き起こすことが多いトラスツズマブに対するフォローアップの方法と，バイオマーカー上の異常は現れたとしても短期的な心筋障害の頻度が少ないアントラサイクリン系の治療ではフォローアップの頻度や方法が異なってくる．これらの違いを踏まえたスクリーニングのフローチャートを作成することで，腫瘍循環器外来においてどの担当医が診察をしたとしても全く同じレベルの診療を提供することができる．当院における具体的なフローチャートの実例はこの後の各項目および巻末の付録で示していくが，当院ではこのフローチャートを腫瘍循環器外来の壁に貼り付け，スクリーニングの漏れがないようにしている．さらに電子

JCOPY 498-13438

診療記録表題	がん心臓外来 Follow up記録
①使用薬剤:	□ハーセプチン □カドサイラ □オプジーボ □キイトルーダ □テセントリク □レンビマ □ドキソルビシン
①使用薬剤:	□その他
②初回投与開始日:	年 月 日
③終了した投与回数:	回
④治療介入:	□無 □ACEI/ARB □β遮断薬 □その他
④治療介入:	
⑤身体所見	☑(表示)
血圧:	/ mmHg
心拍数:	/分
SPO2:	%
自覚症状:	□無 □息切れ □胸痛 □動悸
自覚症状:	□その他
⑥血液検査:変化	□有 □無
⑦胸部レントゲン写真	☑(表示)
CTR:	%
肺うっ血:	□有 □無
胸水:	□有 □無
⑧心電図	☑(表示)
基本調律:	□洞調律 □AF/AFL □その他
前回との変化:	□有 □無
⑨心エコー	☑(表示)
EF:	%
前回との変化:	□有 □無
⑩臨床的イベント:	□無
⑩臨床的イベント:	□LVEFの10%以上の低下
⑩臨床的イベント:	□血圧上昇(SBP>160mmHgまたはDBP≧100mmHgまたは2種類以上の薬物治療または以前
⑩臨床的イベント:	□BNP上昇(≧100 and baseline より2倍以上の上昇)
⑩臨床的イベント:	□Trop-I 上昇(≧26.2, baseline が高値の場合は2倍以上の上昇)
⑩臨床的イベント:	□CPK上昇(>1,250 IU/L)
⑩臨床的イベント:	□QT延長(少なくとも2回の心電図でQTc≧501 ms)
⑩臨床的イベント:	□新規の不整脈

図3 電子カルテにおける腫瘍循環器外来のフォローアップ用フォーマット

カルテ上では定型化されたフォーマットを用いて各診療項目を記載することで，同じ目線で診療することができる体制を構築している 図3 ．これは後から外来診療の内容に関してデータベース化しやすいという副次的効果ももたらすことができた．

また担当医がマネージメントを行う際に念頭に置くべきことを定めることも重要である．具体的には例えばMoslehiらが提唱した乳がん患者におけるフォローアップをABCDE順に記したABCDEsステップなどを参考に，各疾患においてどのようなポイントをしっかりフォローしておくかをあらかじめ決定しておくこと

表2 乳がんサバイバー患者における心疾患予防のための ABCDEs ステップ

	ABCDEs
A	Awareness of risks of heart disease: がん治療が心臓病リスクを高めることの認識と心臓病を示唆する症状を認識すること
	Aspirin: 胸部放射線治療歴のある患者など冠動脈リスク例に対しアスピリン投与を検討
B	Blood Pressure: 高血圧は心血管リスクを高めるため血圧コントロールが必要
C	Cholesterol: 脂質異常症は動脈硬化性疾患のリスク因子であるため脂質異常症の管理が必要（特に胸部への高線量の照射歴のある患者ではより徹底した管理が必要）
	Cigarette/Tobacco cessation: 禁煙
D	Diet and weight management: 食事療法と体重管理
	Dose of chemotherapy or radiation: 抗がん剤の累積投与量と放射線の総照射線量の把握
	Diabetes mellitus prevention/treatment: 糖尿病のスクリーニングと治療
E	Exercise: 運動療法（血圧/脂質レベル低下・体重減少・糖尿病発症リスク低下などの効果）
	Echocardiogram: 定期的な心エコー検査の実施

(Montazeri K, et al. Circulation. 2014; 130: e157-9[1]を改変)

は大変重要である 表2 ．

　まとめると腫瘍循環器外来を開設し，うまく運用するために必要なのは以下の3つの点に集約される
　1．毎日腫瘍循環器外来を開催すること
　2．心エコーを中心とした生理検査室との協力体制を必ず構築すること
　3．各疾患・がん治療に対する外来の介入フローチャートを作成すること
　この3点をしっかり固めることができれば，循環器内科内でチームを形成し誰からも信頼される腫瘍循環器外来を運用していくことができると信じている．

📖 文献
❶ Montazeri K, Unitt C, Foody JM, et al. ABCDE steps to prevent heart disease in breast cancer survivors. Circulation. 2014; 130: e157-9.

JCOPY 498-13438

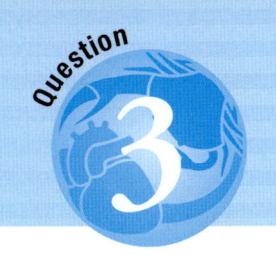

腫瘍循環器外来の検査では
どのような項目が重要でしょうか？

まとめ

- 外来において心筋障害発症の予測・評価に用いることができる有用な検査はトロポニンⅠの測定と心エコー検査の２つが代表的である
- 心エコー検査は左室収縮率（LVEF）だけではなく，心筋の伸び縮みを定量化できる global longitudinal strain（GLS）を併用することが主流になってきている

　がん治療による心毒性はその他のタイプの心筋症と比し予後不良の場合もあり❶，またがん治療の継続を困難にすることもあるため，早期発見・早期介入が推奨されるようになっている❷．そのため，心毒性を生じうる抗がん剤で治療中の患者においては，がん治療中・治療後の継続したモニタリングが必要である．心エコーによるスクリーニングのプロトコールが確立しているトラスツズマブに加え，アントラサイクリン系薬剤による心毒性に関しても，これまでは心筋障害が不可逆性と言われてきたが，近年早期発見と迅速な治療開始により改善を認める可能性も報告されてきているため，トラスツズマブと同様早期発見のため治療中のモニタリングの重要性は増している．

　しかし，どのようなモニタリング方法が最も適しているかに関しては，米国臨床腫瘍学会（American Society of Clinical Oncology: ASCO），欧州心臓病学会（ESC），欧州臨床腫瘍学会（ESMO），米国心エコー検査学会，欧州心血管イメージング学会など多くの学会で推奨事項は示されているものの，強固なエビデンス

表1 スクリーニングに使用できる各モダリティの特徴

	非症候性心筋障害検出可能	非侵襲的	安価で普及している	再現性あり
心エコー検査	○	○	○	△
BNP/NTproBNP	×	○	○	○
Troponin I	○	○	○	○
心臓 MRI	○	△	×	○
核医学検査（MUGA）	×	×	△	○

(Zamorano JL, et al. Eur Heart J. 2016; 37: 2768-801[❸]を参考に筆者が作成)

に基づく推奨内容は乏しい.

そこでまずはスクリーニングとして用いることのできる検査項目が満たすべき条件を考えてみると，およそ下記のような点に集約されると考えられる.

- ●不可逆的な心筋障害が出現する前・非症候性の間に検出可能
- ●非侵襲的
- ●安価で広く一般的に利用可能
- ●再現性があり検者間の差がない（特に無症候性疾患の場合）

以上の要素を心筋障害の評価で比較的よく用いられるモダリティで比較すると上に示す **表1** のようになる．確かに心臓 MRI は検査者間の差が出にくく，また T2 強調画像や遅延造影画像などからは，他のモダリティでは得られない心筋の炎症や線維化を明らかにすることができる．しかし，どの病院でもできるわけではなく金銭的・時間的コストもかかることから，スクリーニングとして用いるのは不適当であろう．また核医学検査を用いた心機能評価も再現性・客観性は高いものの，被ばくを伴うことからスクリーニングには向かない．

そのような観点から，心筋障害のスクリーニングとして用いられるのは専ら心エコー検査およびトロポニン I などの心筋障害を示唆するバイオマーカーとなる．

心エコーにおいて Simpson 法による左室収縮率（LVEF）の測定は心筋収縮の微妙な変化を検出するための鋭敏な指標とは必ずしもならないことはよく知られており[❹❺]，二次元スペックルトラッキング心エコー図法（2-dimensional speckle tracking echocardiography: 2D-STE）による GLS (global longitudi-

Global longitudinal strain（GLS）について

　GLS は心筋の長軸断層像における縦方向の心筋の伸び縮み（ストレイン）を数値化したものであり，各種ストレイン解析の中で最も再現性が高く臨床上用いられているものである．具体的には 図1 の上段に示すように心尖部からの3 断面を用いて左室 18 セグメントのストレイン値を平均して数値が算出される．GLS の絶対値（|GLS|）が大きければ左室心筋の伸縮が良好と考えられる．また心筋障害の局在に関しては下のようなブルズアイ画像でビジュアル化されており，|GLS| が低下するとブルズアイは淡い色に変化し，その部分に心筋障害があることが一目瞭然となる．心周期内で心筋内の同一部位を同定する方法が超音波機器メーカーごとに異なるため，エコー機器内で算出した場合にはメーカーごとの誤差が生じる点には注意が必要である．メーカーごとの誤差をなくしたい場合には，TomTec 社の出している画像解析システムなどを用いて集約的に解析を行う必要がある．

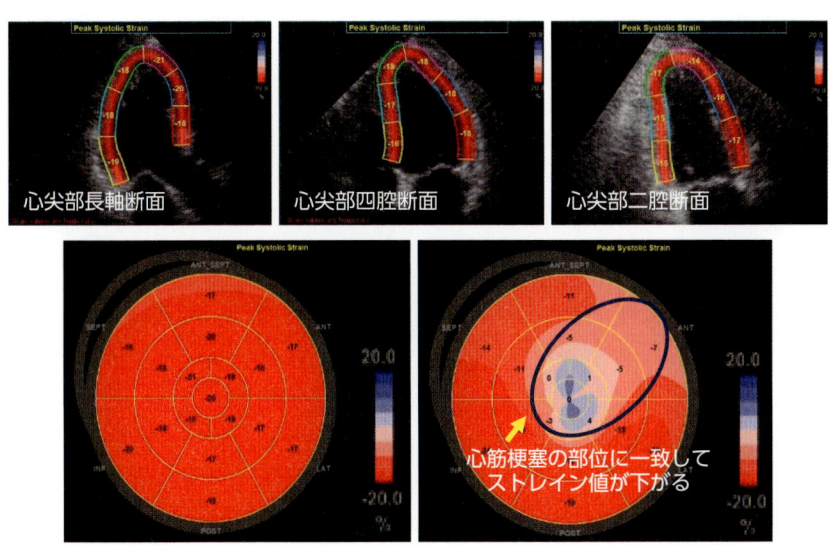

心尖部長軸断面　　心尖部四腔断面　　心尖部二腔断面

心筋梗塞の部位に一致して
ストレイン値が下がる

正常例: GLS −19%　　　心筋梗塞: GLS −9%

図1 GLS の実例（本例は GE 社のもの）

nal strain) の測定が有用とされている．トラスツズマブ使用例においては LVEF と一緒に GLS を測定することによって最も心筋障害の検出感度が高まると報告されている[6]．また治療前のリスク評価においても，GLS の絶対値が低下している例ではアントラサイクリン系抗がん剤の心血管イベントリスクが上昇することが知られている[7]．さらにリンパ腫や乳がん患者，VEGF 阻害薬で治療を受けた患者において GLS が LVEF 減少前の早期の心筋障害の検出可能であったとの報告もあり，GLS は内因性心筋機能の早期変化を検出することができるため，抗がん剤治療関連の心筋障害を予測することができるより感度の高い指標であるとされている[8][9]．最近の米国心エコー図学会におけるエキスパートコンセンサスも，LVEF に加えてこの GLS の測定を推奨している．GLS 低下のカットオフ値に関しては定まったものは今のところなく，欧州心臓病学会の position paper においては 15%の低下としているが，日本人での評価の経験からみると，10%以上の低下を認めた場合その後さらに低下が起こらないか注意したほうがよい．例えばトラスツズマブ使用中に GLS が 10%以上低下した例で LVEF に変化がない例においては，次の投与コース終了後に再度心エコーによる評価を行う．トラスツズマブによる心筋障害が進行している例では，間違いなく前回よりさらに低下量が大きくなるため，その時点で診断を確定させることができる．

　表1 に示すとおり，バイオマーカーもまた非症候性心筋障害の検出や予測において有用な指標であることが示されている．特にトロポニン I は心筋細胞に特異性の高いバイオマーカーであり，アントラサイクリン系抗がん剤においては LVEF 低下が起こる前の早期における心筋障害の発生予測に有用であるとされている[10]．さらに化学療法中および化学療法終了 1 カ月後においても心筋トロポニン I 陽性が持続する場合は，その後の心筋障害発生のリスクが著しく発生率が高く（87%）なることが報告されている[11]．またアントラサイクリン系抗がん剤治療歴のある乳がん患者におけるトラスツズマブ使用例においても，同様にトロポニン I の上昇が心筋障害の発生を予想できる可能性があることが示唆されている[12]．以上の点から，アントラサイクリン系抗がん剤やトラスツズマブなどの心筋障害発生リスクの高い抗がん剤使用時においては，化学療法中および治療終了直後にトロポニン I 陽性が持続する場合，継続的な心エコーなどによるモニタリングが必要となる．

　そのようにトロポニン I や心エコーなどのエビデンスのあるマーカーを用いて

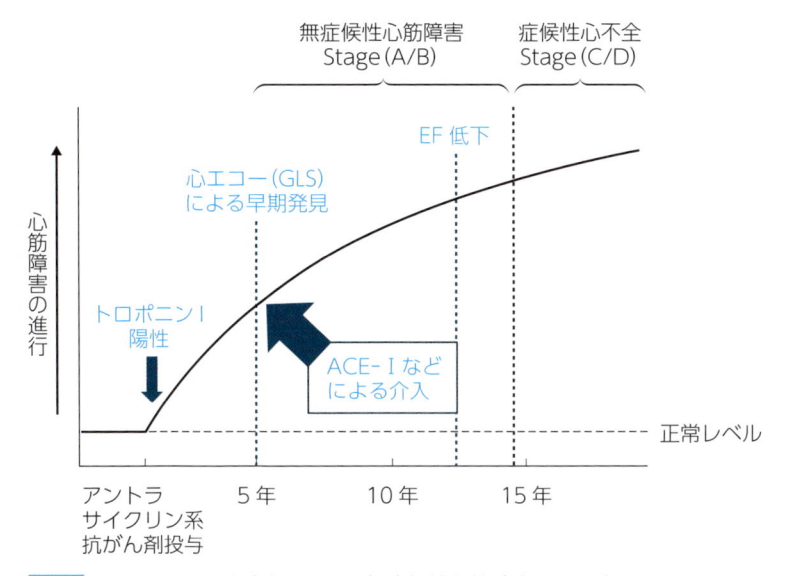

図2 スクリーニング手法を用いて無症候性心筋障害の間に介入することで心筋障害の進行を止める
(Ky B, et al. J Am Coll Cardiol. 2014; 63: 809-16[12]を改変)

継続的な管理を行い，心筋障害を早期発見し介入を行っていくことが，腫瘍循環器外来におけるスクリーニングの大きな役割になる 図2 .

　さて，具体的にどのような例にどのような頻度・密度で検査を行っていくかというのが，外来の検査を組む上では最も重要である．フローチャートに関しては各論の項で詳しく具体的に扱っていくが，ここでは一例としてメイヨークリニックの Cadio-Oncology Unit が提唱している Cardiotoxicity Risk Score (CRS) を示したい 表2 [13]．このスコアリングでは扱われていない抗がん剤は多数あるものの，考え方の基本は心血管疾患を引き起こす抗がん剤をリスト化し患者背景因子を組み合わせることでリスクを層別化するというもので，ハイリスク患者に対するフォローアップの頻度や内容および治療介入を標準化するというものである．
　臨床現場では常に必要な患者に必要なフォローアップや介入を行うことを心がけなければいけない一方で，過剰な検査や不必要な治療介入は患者の QOL を損なうだけではなく医療経済的にも望ましくはない．したがって今後はこういったリスクをうまく層別化し，外来でのフォローアップ方法を決定し，常にそれを評

表2 Cardiotoxicity Risk Score（CRS）

1. リスク評価

治療薬関連リスクスコア	患者関連リスク因子
High (risk score 4): アントラサイクリン系，シクロフォスファミド，イホスファミド，クロファラビン，トラスツズマブ Intermediate (risk score 2): ドセタキセル，ペルツズマブ，スニチニブ，ソラフェニブ Low (risk score 1): ベバシズマブ，イマチニブ，ラパチニブ，ダサチニブ Rare (risk score 0): エトポシド，リツキシマブ，サリドマイド	●心筋症・心不全の既往 ●動脈硬化性疾患（冠動脈疾患/末梢動脈疾患） ●高血圧 ●糖尿病 ●アントラサイクリン系薬剤の使用歴 ●胸部への放射線治療歴 ●年齢: <15歳 or>65歳 ●女性

Cardiotoxicity Risk Score（CRS）＝治療薬関連リスクスコア＋患者関連リスク因子数

CRS>6: very high, CRS 5〜6: high, CRS 3〜4: intermediate, CRS 1〜2: low, CRS 0: very low

2. 推奨モニタリング

Very high risk: ストレイン計測を含む経胸壁心エコー: 1コースごと，治療終了時，治療終了3〜6カ月後と1年後に行う
治療中に心エコーとともに適宜心電図とトロポニン測定も行う

High risk: ストレイン計測を含め経胸壁心エコー: 3コースごと・治療終了時・治療終了3〜6カ月後と1年後に行う
治療中に心エコーと共に適宜心電図とトロポニン測定も行う

Intermediate risk: ストレインを含む経胸壁心エコー: 治療予定コースの中盤・治療終了時・治療終了3〜6カ月後
心電図とトロポニン測定を治療予定コースの中盤に行う

Low risk: ストレインを含む経胸壁心エコーと心電図・トロポニン測定: 治療中と終了時に適宜行う

Very low risk: なし

3. 推奨マネジメント

Very high risk: ACE-I/ARB・カルベジロール・スタチンを最低用量から開始し増量していく
状態が許せば開始1週間で化学療法を開始する

High risk: ACE-I/ARB・カルベジロール・スタチンを開始する

Intermediate risk: 薬のリスクとベネフィットを議論する

Low risk: なし，モニタリングのみ行う

Very low risk: なし，モニタリングのみ行う

(Herrmann J, et al. Mayo Clin Proc. 2014; 89: 1287-306[13]を改変)

JCOPY 498-13438

価していきながら改善していくことが求められるであろう.

📖 文献

❶ Felker GM, Thompson RE, Hare JM, et al. Underlying causes and long-term survival in patients with initially unexplained cardiomyopathy. N Engl J Med. 2000; 342: 1077-84.

❷ Armenian SH, Lacchetti C, Barac A, et al. Prevention and monitoring of cardiac dysfunction in survivors of adult cancers: American Society of Clinical Oncology Clinical Practice Guideline. J Clin Oncol. 2017; 35: 893-911.

❸ Zamorano JL, Lancellotti P, Rodriguez Muñoz D, et al. 2016 ESC Position Paper on cancer treatments and cardiovascular toxicity developed under the auspices of the ESC Committee for Practice Guidelines: The Task Force for cancer treatments and cardiovascular toxicity of the European Society of Cardiology (ESC). Eur Heart J. 2016; 37: 2768-801.

❹ Plana JC, Galderisi M, Barac A, et al. Expert consensus for multimodality imaging evaluation of adult patients during and after cancer therapy: a report from the American Society of Echocardiography and the European Association of Cardiovascular Imaging. J Am Soc Echocardiogr. 2014; 27: 911-39.

❺ Villarraga HR, Herrmann J, Nkomo VT. Cardio-oncology: role of echocardiography. Prog Cardiovasc Dis. 2014; 57: 10-8.

❻ Negishi K, Negishi T, Hare JL, et al. Independent and incremental value of deformation indices for prediction of trastuzumab-induced cardiotoxicity. J Am Soc Echocardiogr. 2013; 26: 493-8.

❼ Mousavi N, Tan TC, Ali M, et al. Echocardiographic parameters of left ventricular size and function as predictors of symptomatic heart failure in patients with a left ventricular ejection fraction of 50-59% treated with anthracyclines. Eur Heart J Cardiovasc Imaging. 2015; 16: 977-84.

❽ Tang Q, Jiang Y, Xu Y, et al. Speckle tracking echocardiography predicts early subclinical anthracycline cardiotoxicity in patients with breast cancer. J Clin Ultrasound. 2017; 45: 222-30.

❾ Thavendiranathan P, Poulin F, Lim KD, et al. Use of myocardial strain imaging by echocardiography for the early detection of cardiotoxicity in patients during and after cancer chemotherapy: a systematic review. J Am Coll Cardiol. 2014; 63: 2751-68.

❿ Cardinale D, Sandri MT, Martinoni A, et al. Left ventricular dysfunction predicted by early troponin I release after high-dose chemotherapy. J Am Coll Cardiol. 2000; 36: 517-22.

⓫ Cardinale D, Sandri MT, Colombo A, et al. Prognostic value of troponin I in cardiac risk stratification of cancer patients undergoing high-dose chemotherapy. Circulation. 2004; 109: 2749-54.

⓬ Ky B, Putt M, Sawaya H, et al. Early increases in multiple biomarkers predict subsequent cardiotoxicity in patients with breast cancer treated with doxorubicin, taxanes, and trastuzumab. J Am Coll Cardiol. 2014; 63: 809-16.

⓭ Herrmann J, Lerman A, Sandhu NP, et al. Evaluation and management of patients with heart disease and cancer: cardio-oncology. Mayo Clin Proc. 2014; 89: 1287-306.

JCOPY 498-13438

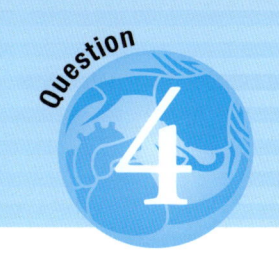

Type 1/Type 2の心毒性とはなんでしょうか？

まとめ

- アントラサイクリン系抗がん剤によるがん治療関連心機能障害（Type 1 CTRCD）は心筋細胞壊死の進行を特徴とするが，早期スクリーニングによって可逆性も期待できるようになっている
- 一方トラスツズマブによる Type 2 CTRCD であっても Stage C の心不全にまで至ると不可逆性の場合もある
- いずれも大切なのはスクリーニングと早期介入である

　かつては化学療法に伴う心筋障害といえばほとんどがアントラサイクリン系抗がん剤による心筋障害を指していた．しかし21世紀に入り分子標的薬の登場により，細胞毒性とは様相の異なる心筋障害が発生することが明らかになってきた．その代表的なものが本書においても繰り返しでてくる，トラスツズマブ使用に伴う心筋障害である．従来のアントラサイクリン系抗がん剤による心筋障害が遅発性・用量依存性・不可逆性であることを特徴とするのに対して，トラスツズマブによる心筋障害は治療早期に認められ用量依存性はなく，また可逆性であることが特徴とされた．これらの事情から化学療法に伴う心筋障害をもう一度定義し直す必要が生じ，設けられた分類がType 1/Type 2の心筋障害である．現在では化学療法に伴う心筋障害は，がん治療関連心機能障害 cancer therapeutics-related cardiac dysfunction（CTRCD）という用語で定義されており，その中にType 1/Type 2の2種類が含まれているという位置づけである．

表1 新しい Type 1/Type 2 の CTRCD の臨床的特徴の比較

がん治療関連心機能障害 Cancer therapeutics-related cardiac dysfunction（CTRCD）：左室収縮率（LVEF）が 10%以上低下し，かつ LVEF＜53%（もしくは正常下限）		
	Type 1	**Type 2**
代表的薬剤	アントラサイクリン系抗がん剤（ドキソルビシン）	トラスツズマブ
抗がん剤の投与用量依存性	あり 蓄積性があるため再投与は困難	なし 休薬後の再投与も可能
心筋障害の特徴	フリーラジカル刺激による不可逆的な心筋壊死・変性	ErbB2/4 受容体を介したミトコンドリア心筋代謝障害による心筋細胞機能低下
心不全発症時期	抗がん剤投与終了後 5 年以上経過後のことが多い	抗がん剤投与期間中
ミクロの所見	サルコメア構造の破壊・心筋の空胞変性と脱落	早期には特異的所見はない
早期介入による可逆性	期待できる	期待できる
早期介入のためのマーカー	心エコー（LVEF）トロポニン I	心エコー（GLS）
Stage C 心不全まで進行時における治療反応性	きわめて悪い	心不全まで至った例では可逆性でないことがある 特にアントラサイクリン系抗がん剤使用歴のある例では注意

　欧州心臓病学会の position paper[❶]や米国心エコー図学会の定義[❷]する CTRCD は**左室収縮率（LVEF）が 10%以上低下し，かつ LVEF＜53%（もしくは正常下限）**となっている．その点を踏まえて作成したのが 表1 である．理解にあたり最も大切な点は，Type 1 の心筋障害はいつも破壊的なわけではなく，Type 2 の心筋障害もいつも可逆的ではないという点である．

　HER2 阻害薬の項で後述するように，トラスツズマブによる心筋障害は，トラスツズマブが心筋の ErbB2/4 受容体を介して心筋の代謝を低下させることで，機能低下をきたす．したがって心筋細胞は障害を受けないはずであるが，LVEF＜40%となって，うっ血性心不全をきたすくらいの心筋障害（が放置された）例では，トラスツズマブを中止し心不全加療を行った後も心機能が回復しない例にしばしば遭遇する．特に乳がんに対してトラスツズマブ投与前に EC 療法（エピル

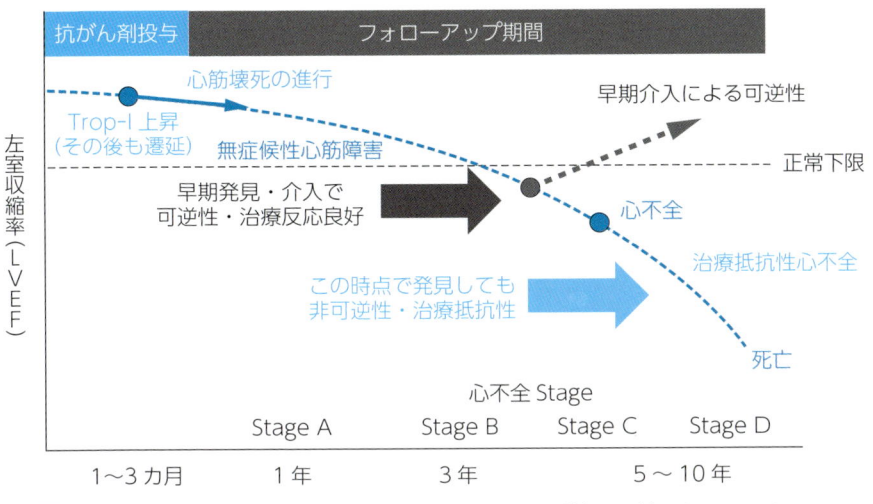

図1 最近のエビデンスをもとにしたアントラサイクリン系抗がん剤による CTRCD

ビシン＋シクロホスファミド）などでアントラサイクリン系抗がん剤を使用した例では要注意である．

　一方で，アントラサイクリン系抗がん剤による心筋障害も従来は心不全発症後の対応しかできず予防法がわからなかったものが，近年では LVEF やトロポニン I などのマーカーをモニタリングし，高リスク群に対して予防的介入を行うことができるようになった報告も出ているため❸，必ずしも進行性・不可逆性の場合だけではないことがわかっている．

　図1 に筆者の考えるアントラサイクリン系抗がん剤による CTRCD の進行および治療介入のモデルを示す．心不全発症で発見された CTRCD はすでに心筋壊死が高度に進行しているため，拡張型心筋症などに比べても治療に抵抗性である．これが従来アントラサイクリン系抗がん剤による CTRCD が不可逆性・進行性と考えられていたゆえんである．しかし，トロポニン I や心エコーなどのマーカーにより心筋壊死が進行しきる前に治療介入を行うことができれば，少なくともそれ以上の心筋障害の進行を抑制することが期待されるため，予後は改善する．また特に ACE 阻害薬やβ遮断薬の使用などにより，左室収縮能が改善することも期待できる．

　これらの点から，従来の Type 1＝不可逆性・Type 2＝可逆性というモデルは

現在のエビデンスにおいては説明として不十分であり，いずれもきちんとスクリーニングし早期介入できれば可逆性を期待できる．一方で心不全発症まで至ってしまうと，Type 2 であっても必ずしも可逆性でないという点にも注意が必要である．また経過中にトロポニンIが陽性になり持続している Type 2 の症例は不可逆性になりやすく，心不全の予後も悪いことが知られている[4]．

　以上をまとめると， 表1 に示すような心筋障害スクリーニングを踏まえた新しい臨床的特徴として示すことができる．当初 Type 2 心筋障害が報告された頃の分類[5]と比較して，大きくアップデートされていることが理解できる．

📖 文献

❶ Zamorano JL, Lancellotti P, Rodriguez Muñoz D, et al. 2016 ESC Position Paper on cancer treatments and cardiovascular toxicity developed under the auspices of the ESC Committee for Practice Guidelines: The Task Force for cancer treatments and cardiovascular toxicity of the European Society of Cardiology (ESC). Eur Heart J. 2016; 37: 2768-801.

❷ Plana JC, Galderisi M, Barac A, et al. Expert consensus for multimodality imaging evaluation of adult patients during and after cancer therapy: a report from the American Society of Echocardiography and the European Association of Cardiovascular Imaging. J Am Soc Echocardiogr. 2014; 27: 911-39.

❸ Cardinale D, Colombo A, Bacchiani G, et al. Early detection of anthracycline cardiotoxicity and improvement with heart failure therapy. Circulation. 2015; 131: 1981-8.

❹ Cardinale D, Colombo A, Torrisi R, et al. Trastuzumab-induced cardiotoxicity: clinical and prognostic implications of troponin I evaluation. J Clin Oncol. 2010; 28: 3910-6.

❺ Ewer MS, Lippman SM. Type II chemotherapy-related cardiac dysfunction: time to recognize a new entity. J Clin Oncol. 2005; 23: 2900-2.

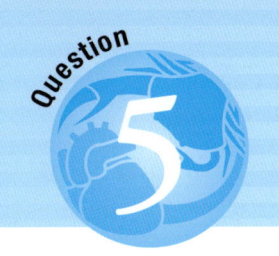

がんサバイバーのフォローはどのように
考えればよいでしょうか?

まとめ

● 小児がんのがんサバイバーは 45 歳までに狭心症・心不全を発症するリスクがきわめて高い

● アントラサイクリン系薬剤使用例と胸部への放射線照射例で特にリスクが高く定期的な心エコーでのフォローが推奨されており,循環器医も年齢に不釣り合いな冠動脈疾患が存在している可能性を念頭に置くべきである

● 成人がん発症例では特に心不全発症高リスク群に対して,治療終了後 6～12 カ月時点で心エコーによりフォローすることが推奨されている

　がんサバイバー,すなわち治療によりがんが寛解し長期生存している患者さん(がんサバイバーにはさまざまな定義があるが,本稿では特に長期生存例を対象にしているのでそのように定義する)においては,高齢でがんを発症したケースとは異なり,がん治療に伴う累積的な心血管イベントリスクがある❶.腫瘍循環器学で数多く議論されるのは, 図1 に示すような心血管疾患合併例におけるがんの罹患や,がん治療によって短期的に心血管イベントを起こすものである.一方,若年(俗に言う AYA 世代)の時にがんに罹患し,がん治療(特に化学療法と放射線照射)で寛解を得て,その後長期生存している患者さんが心血管疾患発症のリスクがきわめて高いこと,したがってその後の失われる可能性がある質的生

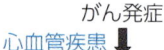

心血管疾患罹患者の
がん合併

がん治療に伴う
心血管疾患の発症

AYA世代がんサバイバーの
心血管疾患の発症

図1 がんと心血管疾患の関連のパターン
（Armstrong GT, et al. N Endl J Med. 2016; 374: 833-42❶を改変）

存時間が長いことはあまり知られていない.

トラスツズマブ使用のようにがん治療によって短期的に心血管イベントを起こす例は対処しやすい. なぜなら, その場で問題が起こっているからである. また心血管疾患合併例におけるがん治療も, コンサルテーションの範囲で解決する場合が多い. 一方, がんサバイバーにおける心血管疾患のマネージメントは, 管理が長期に及ぶこと, およびがんが寛解した後には定期的なフォローを受けないことが多いため, 本来は心血管疾患の発症が非常にハイリスクであるにもかかわらず, 定型化した対策がとりにくいのが実情である.

小児がんにおける治療成績の向上はめざましく, 5年生存率は現在はトータルで80％を超えているが（もちろん個別の生存率はがん種によって異なる）, 5年以上生存した例における死亡原因は **図2** に示すとおり, 30年たつとがん死以外の死因が再発による死亡を上回る❷.

また米国の Child Cancer Survivor Study による **図3, 4** のデータ❸が示すとおり, 特に放射線治療を受けた例においては冠動脈疾患が45歳までに9％で発症していたり, 放射線治療とアントラサイクリン系抗がん剤（リンパ腫の治療では標準的である）を受けた例では45歳までに12％近くの例が心不全を発症している. 米国であるから冠動脈疾患が多いという訳ではなく, 小児がんを発症していない兄弟をコントロールとしてそれよりも遙かにリスクが高いことから, まぎれもなく放射線や抗がん剤によるがん治療自体が心血管イベントのリスク因子に

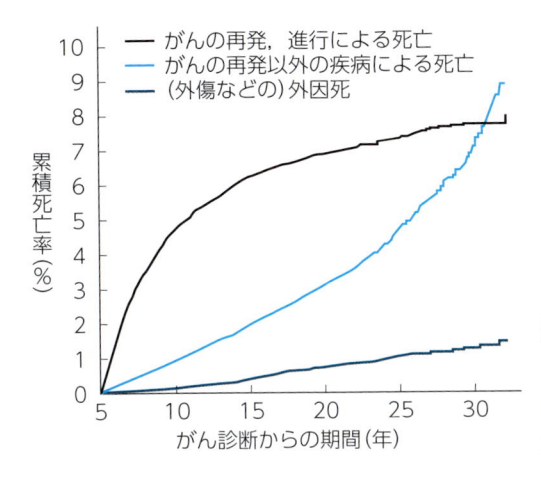

図2 5年以上生存した小児がん患者は30年近くたつとがん死以外による死亡が多くなる
(Armstrong GT, et al. J Clin Oncol. 2009; 27: 2328-38[2])

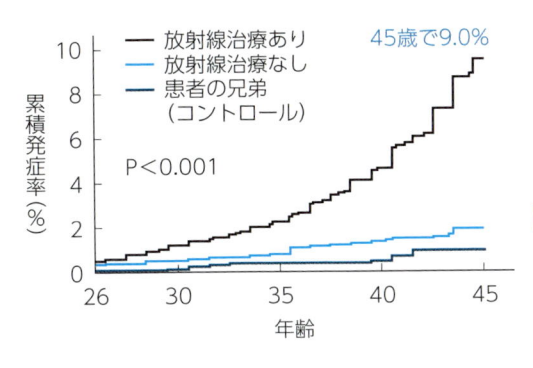

図3 5年以上生存した小児がんサバイバーにおける冠動脈疾患の発症リスクの増加
(Armstrong GT, et al. J Clin Oncol. 2013; 31: 3673-80[3])

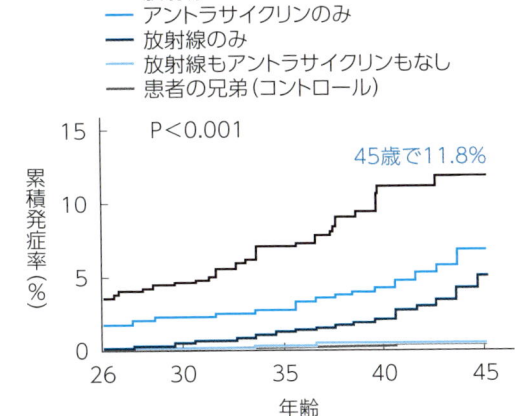

図4 5年以上生存した小児がんサバイバーにおける心不全の発症リスクの増加
(Armstrong GT, et al. J Clin Oncol. 2013; 31: 3673-80[3])

なっているわけである.

したがって，循環器内科医は過去に抗がん剤治療および胸部への放射線照射を受けているケースに関しては，症状がある場合には年齢にかかわらず心血管疾患を疑って精査を行う必要がある．米国の COG (Children's Oncology Group) では[4]，5 歳以上で発症したがんサバイバーにおいて，アントラサイクリン系抗がん剤投与歴がたとえ少量でもある例（ドキソルビシン$<200 \text{ mg/m}^2$）に対しては 5 年に 1 回の心エコーでのスクリーニングを推奨している．これはアントラサイクリン系抗がん剤による心筋障害は用量依存的[5]であるものの，低用量でも発症リスクが十分にある[6]ことからきている．またアントラサイクリン投与歴がドキソルビシン $200 \sim 300 \text{ mg/m}^2$では 2 年ごと，さらに$>300 \text{ mg/m}^2$の例では毎年の心エコーによるスクリーニングを推奨している．この背景には特にアントラサイクリン系抗がん剤による心筋障害が進行性であることに加え，たとえ左室機能障害や心不全が顕在化していなくとも，心エコーで評価すると左室拡張障害の所見や GLS (global longitudinal strain) の悪化が認められるような非顕在性の心筋障害が 1/3 の症例で認められることが明らかになっているからである[7]．またアントラサイクリン系抗がん剤に関しては最近発表された CECCY 試験[8]の結果から，β遮断薬（カルベジロール）の予防投与によって心筋障害の一次予防の可能性すら報告されていることから，早期に心筋障害を検知して介入を行う重要性は今後ますます高くなってくる.

また，小児がんではなく成人のがん治療後の管理に関しても，米国臨床腫瘍学会（ASCO）による成人がんサバイバーにおける心筋障害の予防と診断に関する診療ガイドラインにおいて，5 つある勧告の一つとしてがん治療後の循環器疾患ハイリスク群としての管理をあげている．そこでは特にがん治療終了後 6 〜 12 カ月においても，心機能低下例や 表1 のハイリスク症例に関してはフォローアップでの心エコー検査が推奨されている．ただし多くの心血管イベントは治療終了後早期に認められることから，成人発症のがんサバイバーにおいては，長期的な心筋障害の発症をスクリーニングし続けることへのエビデンスが乏しいため，現時点では画一的な遠隔期におけるスクリーニングは推奨されていない.

JCOPY 498-13438

表1 心不全発症ハイリスク群として三田病院でスクリーニング対象とする群

1.	高用量アントラサイクリン（ドキソルビシン$\geqq$250 mg/m^2・エピルビシン$\geqq$600 mg/m^2）使用例
2.	縦隔を含む高線量放射線療法（$\geqq$30 Gy）
3.	縦隔を含む低線量放射線療法（<30 Gy）＋低用量アントラサイクリン（ドキソルビシン<250 mg/m^2）の併用
4.	低用量アントラサイクリン（ドキソルビシン<250 mg/m^2）またはトラスツズマブ単独使用例のうち以下のいずれかを有する場合 ・治療中・治療後の冠動脈疾患危険因子（喫煙・高血圧・糖尿病・脂質異常症・肥満）が2つ以上 ・がん治療時に60歳以上 ・心機能低下（LVEF 50〜55％の境界域低下例を含む） ・心疾患（心筋梗塞の既往および中等度以上の弁膜症）
5.	低用量アントラサイクリン（ドキソルビシン<250 mg/m^2）使用後のトラスツズマブ使用例

(Armenian SH, et al. J Clin Oncol. 2017; 35: 893-911[9]を参照し作成)

📖 文献

❶ Armstrong GT, Chen Y, Yasui Y, et al. Reduction in late mortality among 5-year survivors of childhood cancer. N Engl J Med. 2016; 374: 833-42.

❷ Armstrong GT, Liu Q, Yasui Y, et al. Late mortality among 5-year survivors of childhood cancer: a summary from the Childhood Cancer Survivor Study. J Clin Oncol. 2009; 27: 2328-38.

❸ Armstrong GT, Oeffinger KC, Chen Y, et al. Modifiable risk factors and major cardiac events among adult survivors of childhood cancer. J Clin Oncol. 2013; 31: 3673-80.

❹ Armenian SH, Hudson MM, Mulder RL, et al. Recommendations for cardiomyopathy surveillance for survivors of childhood cancer: a report from the International Late Effects of Childhood Cancer Guideline Harmonization Group. Lancet Oncol. 2015; 16: e123-36.

❺ van der Pal HJ, van Dalen EC, van Delden E, et al. High risk of symptomatic cardiac events in childhood cancer survivors. J Clin Oncol. 2012; 30: 1429-37.

❻ Blanco JG, Sun CL, Landier W, et al. Anthracycline-related cardiomyopathy after childhood cancer: role of polymorphisms in carbonyl reductase genes--a report from the Children's Oncology Group. J Clin Oncol. 2012; 30: 1415-21.

❼ Armstrong GT, Joshi VM, Ness KK, et al. Comprehensive echocardiographic detection of treatment-related cardiac dysfunction in adult survivors of childhood cancer: results from the St. Jude Lifetime Cohort Study. J Am Coll Cardiol. 2015; 65: 2511-22.

❽ Avila MS, Ayub-Ferreira SM, de Barros Wanderley MR Jr, et al. Carvedilol for prevention of chemotherapy-related cardiotoxicity: the CECCY trial. J Am Coll Cardiol. 2018; 71: 2281-90.

❾ Armenian SH, Lacchetti C, Barac A, et al. Prevention and monitoring of cardiac dysfunction in survivors of adult cancers: American Society of Clinical Oncology Clinical Practice Guideline. J Clin Oncol. 2017; 35: 893-911.

JCOPY 498-13438

製剤別各論

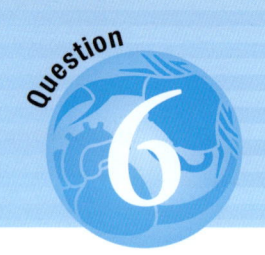

HER2 阻害薬による心毒性のフォロー方法はどのようにすればよいでしょうか？

まとめ

- ●HER2 阻害薬による心筋障害は用量非依存的であり治療開始早期に発症する例が多い
- ●特にアントラサイクリン系薬剤併用例でリスクが高く心エコー上の GLS が最も鋭敏な指標となる
- ●早期介入の意義は確定的ではないが，ARB 投与が抗がん剤治療継続に寄与する可能性がある

　がんに対する分子標的薬の発展にはめざましいものがあり，各種増殖因子などのシグナルを抑える抗がん剤の種類はどんどん増加する一方である．その中で前項でも述べたような，治療期間早期に心筋障害を引き起こす分子標的薬が増えてきており，その中でも最も頻度が高いのが HER2 阻害薬トラスツズマブによるものである．

　トラスツズマブがターゲットにする HER2（ErbB2）遺伝子は膜貫通型受容体チロシンキナーゼをコードしており，同じファミリーである ErbB3 や ErbB4 などと 2 量体を形成している．このチロシンキナーゼが PI3 キナーゼ-AKT-mTOR の経路を活性化させることで，がん細胞で本来起こるべきアポトーシスを抑制し，細胞増殖をきたす．乳がんの 20〜30％および胃がんや唾液腺がんの一部では，この HER2 分子が発現しており，がん細胞の増殖に関与している[1][2]．したがって HER2 受容体が発現しているがん細胞においては HER2 分子のブロックを

JCOPY 498-13438

a　乳がん細胞

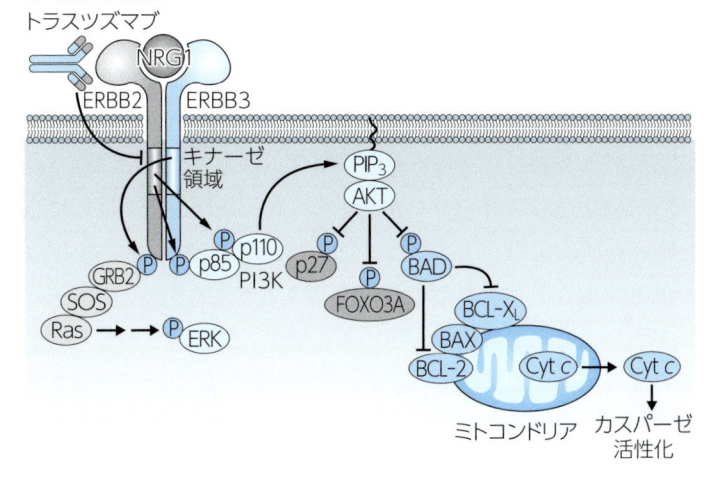

b　心筋細胞

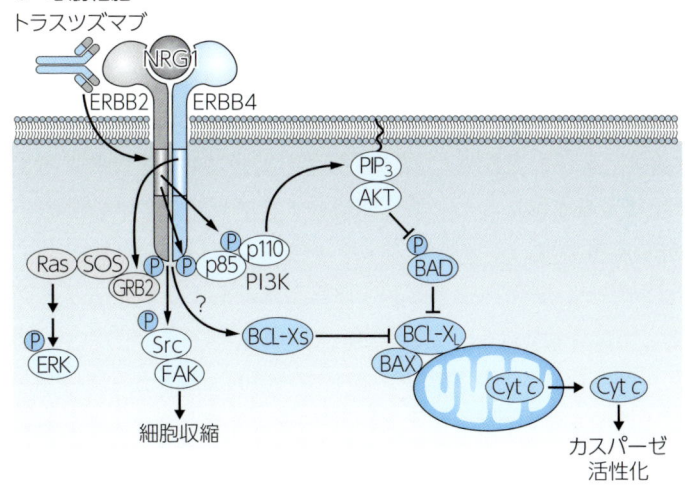

図1 乳がん細胞および心筋細胞における HER2 分子およびトラスツズ
マブの作用

(Hansel TT, Kropshofer H, Singer T, et al. The safety and side effects
of monoclonal antibodies. Nat Rev Drug Discov. 2010; 9: 325-38)

することで，細胞増殖を抑制することができることから抗がん剤としての作用を
発揮するのである　**図1**．

　一方，心筋細胞にも ErbB2・4 などの遺伝子が発現しており同様のシグナルカ

スケードが心臓の成長および発達中の心筋細胞の増殖に関与するだけではなく，Src/FAKシグナルを介して心筋細胞の収縮に関与していると考えられている．この機能がトラスツズマブによって心筋収縮障害が引き起こされる原因である．またトラスツズマブ投与により心筋細胞内の Bcl/BAX 分子のバランスに偏りが生じることから，アポトーシス誘導も起こりやすくなる可能性が示唆されており，それに伴う不可逆的な心筋障害が引き起こされる可能性も示唆されている．また iPS 細胞を用いた研究では，ミトコンドリアの機能障害が起こり心筋のエネルギー代謝が低下することにより収縮性が低下することも明らかになっている❸．さらにアントラサイクリン系抗がん剤による酸化ストレスを介した心筋障害からの修復においても，ErbB2 受容体のリガンドとされているニューレグリン 1 タンパク質のシグナリングが重要な役割を果たしているという報告もあり，そのような事情からアントラサイクリン系抗がん剤とトラスツズマブの併用は相乗的に心筋障害のリスクを高くすると考えられている❹❺．

　トラスツズマブによる心筋障害は多くの場合無症候性に進行し，重篤な症候性の心不全にまで至るケースはその一部であるのが特徴である．具体的な頻度としては報告によって差があるが，一般的な術後化学療法の場合には心筋障害のリスクは 10％前後，転移性乳がんに対する使用の場合には 5％程度と考えられている．2012 年に発表された 8 つの臨床試験のメタアナリシスの結果からは HER 2 陽性の乳がん患者では，トラスツズマブを使用しない場合と比較してリスク比 1.83 で非症候性の心筋障害をきたし，また重篤な心不全に至るリスクは 5 倍程度，頻度として 2.5％であったと報告されている❻．

　他の抗がん剤における心筋障害との違いで特徴的なこととして，用量依存的ではないという点があげられる．したがってトラスツズマブによる心筋障害は治療開始初期に顕在化することがあり，**使用開始から 6 コース以内に発現する割合が多い**．そのため，治療開始早期時点でのスクリーニングまた治療開始時期に重点化したスクリーニングというのが，トラスツズマブ心筋障害の早期発見・早期介入のために非常に重要である．

　図2 に米国心エコー図学会から 2014 年に出されたトラスツズマブによる心筋障害のスクリーニングのフローチャートを示す❼．本フローチャートは現在標準的に用いられているものであり，効果の高いマーカーである LVEF と GLS およびトロポニン I が盛り込まれている．各指標の位置づけは後述するが，本フロー

JCOPY 498-13438

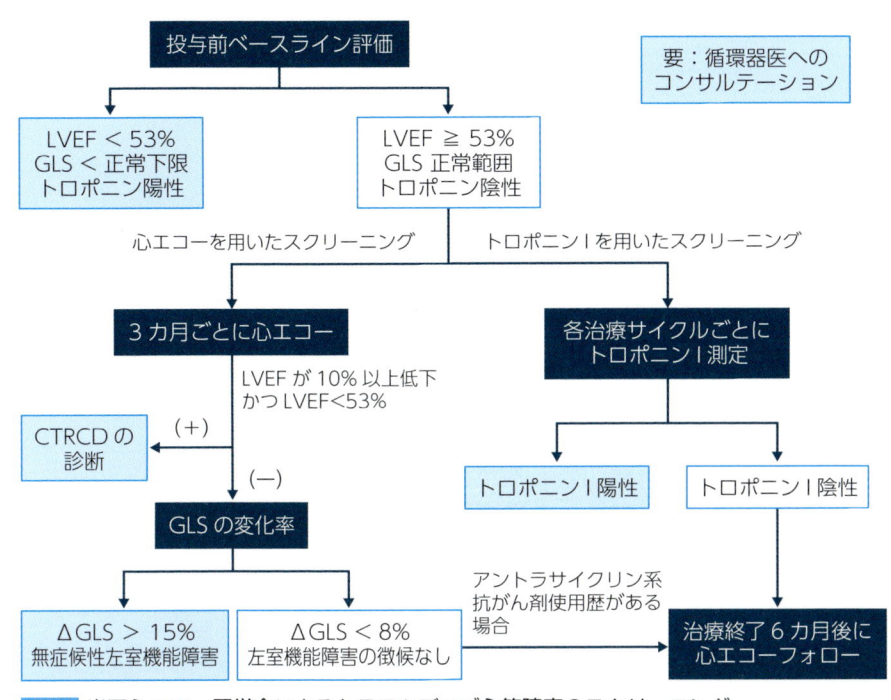

図2 米国心エコー図学会によるトラスツズマブ心筋障害のスクリーニング
CTRCD: cancer therapeutics-related cardiac dysfunction
(Plana JC, et al. J Am Soc Echocardiogr. 2014: 27: 911-39[7]を改変)

　チャートはあくまでも心筋障害のスクリーニングまでであり，ゴールは循環器内科へのコンサルテーションである．したがって治療介入のタイミングや内容まで踏み込んだエビデンスやコンセンサスは今のところ存在せず，施設ごともしくは担当医ごとで方針に差があるのが現状である．

　トラスツズマブ心筋障害を起こすリスクファクターとして最も大きいものが，50歳以上の年齢とアントラサイクリン使用歴（もしくは併用）である．アントラサイクリン系の抗がん剤を併用もしくは過去に使用している場合，ドキソルビシン換算で300 mg/m^{2}を超える投与をすでに行っている場合は，特にトラスツズマブによる心筋障害の発生のリスクが最も高くなるとされている[8]．これには先ほど記したアントラサイクリン系とトラスツズマブの心筋障害における相乗作用が関与していると考えられている．またその他のリスクファクターとして，表1 にあげられるものに注意する必要がある[9]．

表1 トラスツズマブ心筋障害のリスク因子

特にリスクの高いもの	リスクとして考慮に入れるべきもの
● アントラサイクリン系抗がん剤の併用・過去の使用歴（アドリアマイシン換算で 300 mg/m²以上） ● 50 歳以上	● 投与前の心機能低下（LVEF＜50%） ● 高血圧症 ● 肥満 ● 心血管疾患の既往（弁膜症・冠動脈疾患）

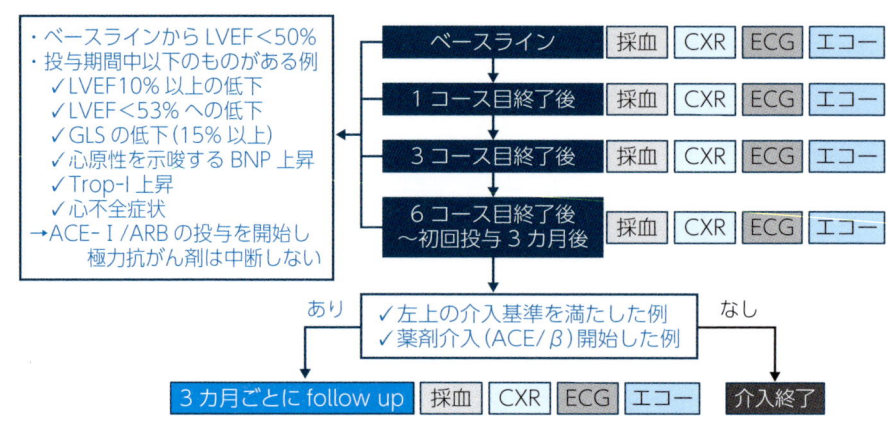

図3 三田病院腫瘍循環器外来におけるトラスツズマブ投与例のフォロープロトコール

　トラスツズマブによる心筋障害に対して最も大切なことは，心筋障害によって抗がん剤が中断するリスクを最小限に抑えることである．トラスツズマブ使用例は多くの場合分子標的薬という側面から抗がん剤としての高い有効性が見込まれる．したがって安易に軽度の心機能低下のみで薬剤の中断・中止を考慮するべきではなく，抗がん剤の長期投与が行えるように循環器内科がサポートしていくことが重要である．以上のことから，定型化された詳細なスクリーニングは心筋障害の早期発見だけではなく，がん自体の予後にも関与していくと期待できるのである．そのような事情から，図3 に示す通り当院では心エコーを中心として特に治療初期において詳細かつ頻回にスクリーニングを行っている．とりわけ心エコーにおける GLS（global longitudinal strain）は LVEF が低下する以前から悪化傾向を示すことが知られており[7]，薬剤による早期介入にも有効である可能性が高い．

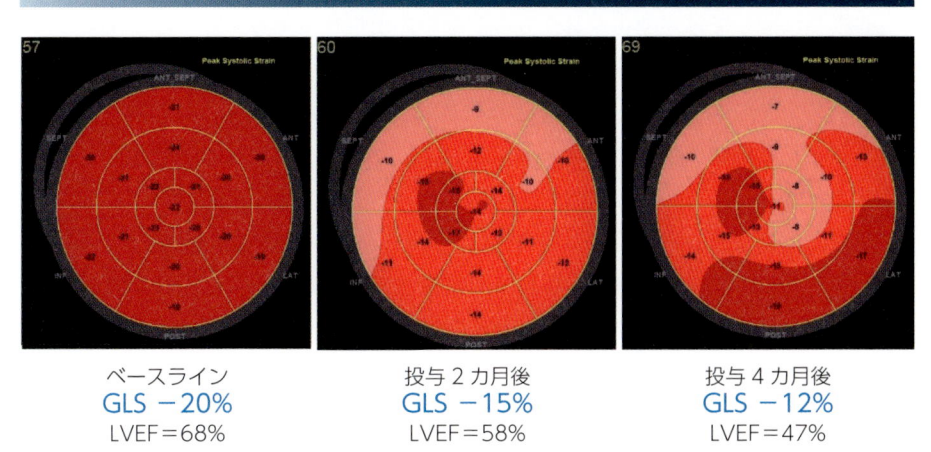

投与前	3コース後	6コース後
ベースライン GLS −20% LVEF＝68%	投与2カ月後 GLS −15% LVEF＝58%	投与4カ月後 GLS −12% LVEF＝47%

図4 トラスツズマブ心筋障害において GLS が LVEF よりも先に低下した例

　トラスツズマブ心筋障害における LVEF の異常値のカットオフをどこにおくかについては諸説があるが，最近では 図2 に示した米国心エコー図学会の定めたLVEF＜53％かつベースラインから 10％以上の低下例を心筋障害発生例とするものが最もトレンドである[7]．

　経験的にも，最も鋭敏に心機能障害の進行を検知できるのが心エコーにおけるGLS であり，そのような報告も存在する[10]．GLS の低下は心筋障害の最も初期から顕在化し，次に LVEF の低下，その後 BNP の上昇が認められる 図4 ．トロポニン I に関しては，陽性例では高度の心筋障害の進行を示唆するものの，LVEFが低下しはじめた時点で陽性になるケースは多くない，すなわち非顕在性心筋障害を検知する感度が低いため，スクリーニングバイオマーカーとしては適切ではない．そのため， 図3 の当院でのプロトコールにおいても GLS の低下が 15％以上になった場合には，当院では LVEF の有無にかかわらず薬物投与の介入を開始している．ただし GLS はエコー機器の会社によって算出方法が異なるため，複数社の機器・解析装置を用いている場合には統一するか，TomTec 社のシステムなど統一したシステムを用いて評価することが必要である．なお，GLS の変化する部位であるが，経験的には左前下行枝（LAD）領域の心基部側が変化する例が多い．Global な平均値での変化が乏しい場合でも Bull's Eye 画像で LAD 領域が

変化している場合には，その後の心筋障害を注意したほうがよい．

　治療薬に関しては定型化されたものがないのが現状である．まず心不全をきたした例に関しては標準的な ACE-I/ARB＋β 遮断薬による加療が推奨される．トラスツズマブの継続に関しても一定の基準はなく，心不全を起こした場合には中断するとだけ記載されているケースが多いが，トラスツズマブの中止が即がんの進行を意味することに循環器内科医は向き合うべきである．早期発見してモニタリングおよび治療介入を行った場合には，最終的には心筋障害は可逆性であることが多いため，まずは LVEF＞40％で非症候性であれば心不全治療薬を使用しながら抗がん剤治療を継続することが望ましい．一方，うっ血性心不全などの著明な心不全症状をきたした場合には，やむを得ずいったん中止せざるを得ないが，LVEF＞50％まで回復した時点で再度トラスツズマブの投与を検討するべきである．また臨床的に無症候性で軽度の LVEF 低下（LVEF 50％前後）をきたす例が散見されるが，この場合にはトラスツズマブを中止することなく ARB の投与などを行うことによって心機能が維持・改善する例が多いため，まずはトラスツズマブを継続しながら対処することが重要である．

　トラスツズマブ心筋障害発生を予防する薬剤に関しては，現在 ARB（カンデサルタン）のみがエビデンスをもつ．PRADA 試験においてはカンデサルタンとメトプロロールを 2×2 で群分けして投与したところ，カンデサルタン投与群では LVEF の低下抑制効果が認められた[11]．この試験はアントラサイクリン系薬剤をベースにした試験であるが，トラスツズマブ併用例が多く組み込まれていたので参考になると考えられる．トラスツズマブ単独の試験ではカンデサルタンによる予防効果を示すことには失敗しており[12]，今後の報告が待たれる．以上のような観点から当院では実際に GLS 低下例に対する早期予防介入としては ARB を使用している．

▶ **症例──62 歳女性　ARB による早期介入によりトラスツズマブを継続し得た例**

　原疾患は乳がんで，5 年前に手術を行ったが術後再発し，HER2 受容体陽性例であったためにトラスツズマブ投与が開始された．ベースラインの評価では LVEF 59.9％で左室機能は良好に保たれており，弁膜症も認められず，表1 に示したリスク因子も年齢以外は認められなかった．また心電図も正常でバイオマーカー（BNP，トロポニン I）に関しても陰性であった．図3 のプロトコー

JCOPY 498-13438

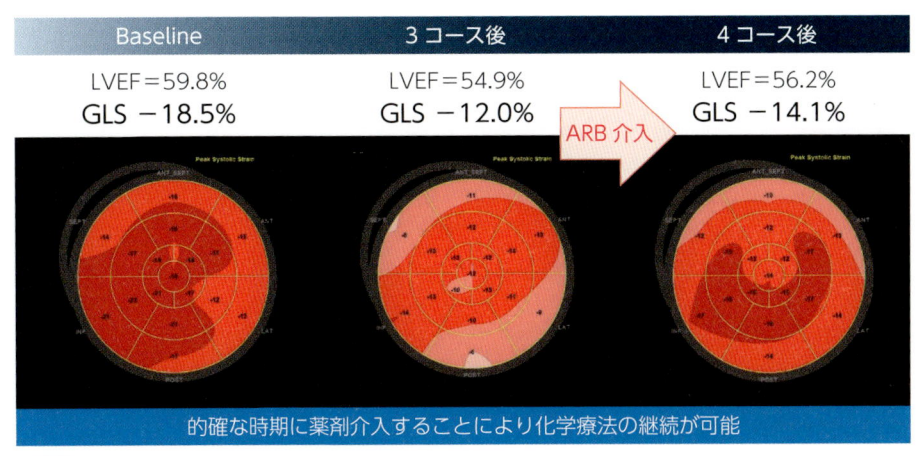

Baseline	3コース後	4コース後
LVEF＝59.8%	LVEF＝54.9%	LVEF＝56.2%
GLS －18.5%	GLS －12.0%	GLS －14.1%

ARB介入

的確な時期に薬剤介入することにより化学療法の継続が可能

図5 心エコー上のLVEFとGLSの指標の変化

ルに基づいてフォローアップし，初回投与後には問題なかったものの，3コース終了後の評価ではLVEFの軽度の低下と，GLSにおける著明な悪化（20%以上）が認められた．

　この時点でも心電図やバイオマーカーに異常は認められず，本人も無症候性であったが，LVEFが53%に近づいてきており，GLSの著明な悪化を認めたため，カンデサルタン4 mgの投与を開始し，トラスツズマブの投与は継続した．ARB投与開始1カ月後の心エコーのフォローではGLSは改善傾向を認め，LVEFも改善傾向を認めたため，引き続き抗がん剤の継続とARB投与を継続し，その後もさらなる心機能低下をきたすことなく長期に抗がん剤治療を継続することができている　図5．

　繰り返しになるが，トラスツズマブ心筋障害において投与を中断すると多くの場合心機能が改善することは事実である．しかし，トラスツズマブはがん治療としては特効薬に近い意味合いがあるため，その治療を中止するということ自体のがん治療における意味を循環器内科医が理解し，早期に予防的に介入することで抗がん剤治療を継続していくようにサポートしていくことは，心不全に陥ってから治療することよりも遙かに重要なことであり，本領域のさらなるエビデンスの発展が望まれる．

📖 文献

❶ Bange J, Zwick E, Ullrich A. Molecular targets for breast cancer therapy and prevention. Nat Med. 2001; 7: 548-52.

❷ Wolff AC, Hammond ME, Hicks DG, et al. Recommendations for human epidermal growth factor receptor 2 testing in breast cancer: American Society of Clinical Oncology/College of American Pathologists clinical practice guideline update. J Clin Oncol. 2013; 31: 3997-4013.

❸ Kitani T, Ong SG, Lam CK, et al. Human-induced pluripotent stem cell model of trastuzumab-induced cardiac dysfunction in patients with breast cancer. Circulation. 2019; 139: 2451-65.

❹ Chen MH, Kerkelä R, Force T. Mechanisms of cardiac dysfunction associated with tyrosine kinase inhibitor cancer therapeutics. Circulation. 2008; 118: 84-95.

❺ Sawyer DB, Zuppinger C, Miller TA, et al. Modulation of anthracycline-induced myofibrillar disarray in rat ventricular myocytes by neuregulin-1beta and anti-erbB2: potential mechanism for trastuzumab-induced cardiotoxicity. Circulation. 2002; 105: 1551-4.

❻ Moja L, Tagliabue L, Balduzzi S, et al. Trastuzumab containing regimens for early breast cancer. Cochrane Database Syst Rev. 2012; : CD006243.

❼ Plana JC, Galderisi M, Barac A, et al. Expert consensus for multimodality imaging evaluation of adult patients during and after cancer therapy: a report from the American Society of Echocardiography and the European Association of Cardiovascular Imaging. J Am Soc Echocardiogr. 2014; 27: 911-39.

❽ Piccart-Gebhart MJ, Procter M, Leyland-Jones B, et al. Trastuzumab after adjuvant chemotherapy in HER2-positive breast cancer. N Engl J Med. 2005; 353: 1659-72.

❾ Romond EH, Jeong JH, Rastogi P, et al. Seven-year follow-up assessment of cardiac function in NSABP B-31, a randomized trial comparing doxorubicin and cyclophosphamide followed by paclitaxel (ACP) with ACP plus trastuzumab as adjuvant therapy for patients with node-positive, human epidermal growth factor receptor 2-positive breast cancer. J Clin Oncol. 2012; 30: 3792-9.

❿ Negishi K, Negishi T, Hare JL, et al. Independent and incremental value of deformation indices for prediction of trastuzumab-induced cardiotoxicity. J Am Soc Echocardiogr. 2013; 26: 493-8.

⓫ Gulati G, Heck SL, Ree AH, et al. Prevention of cardiac dysfunction during adjuvant breast cancer therapy (PRADA): a 2×2 factorial, randomized, placebo-controlled, double-blind clinical trial of candesartan and metoprolol. Eur Heart J. 2016; 37: 1671-80.

⓬ Boekhout AH, Gietema JA, Milojkovic Kerklaan B, et al. Angiotensin Ⅱ-receptor inhibition with candesartan to prevent trastuzumab-related cardiotoxic effects in patients with early breast cancer: a randomized clinical trial. JAMA Oncol. 2016; 2: 1030-7.

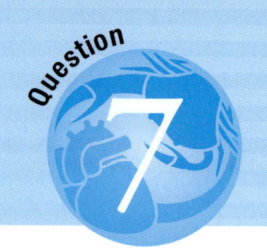

アントラサイクリン系による心毒性の フォロー方法はどのようにすれば よいでしょうか？

まとめ

- アントラサイクリン系抗がん剤よる心筋障害は用量依存的であり化学療法終了後 1 年以内に起こることが多い
- 特に LVEF の低い例や抗がん剤投与中にトロポニン I が陽性化した例ではリスクが高い
- 早期介入の意義は確定的ではないが ACE/ARB と β 遮断薬投与が心筋障害の進行抑制に寄与する可能性がある

　分子標的治療薬とは異なり，アントラサイクリン系薬剤による心筋障害は 1960 年代よりとくに白血病治療後の小児患者において発生が報告されてきたものであり，最も古くから知られている抗がん剤による心筋障害である．

　アントラサイクリン系の薬剤の中にはドキソルビシン（アドリアマイシン）・ダウノルビシン・エピルビシン・イダルビシンなどが含まれておりいずれも DNA 合成を阻害することやトポイソメラーゼ 2 を阻害することなどで抗腫瘍効果を発揮している．アントラサイクリン系抗がん剤の心筋障害の正確な機序は明らかにされていないが，アントラサイクリン系と鉄の複合体が活性酸素刺激を引き起こす機序と，抗腫瘍作用のトポイソメラーゼ IIB の阻害作用自体が心筋においても DNA 障害を引き起こす機序が主に想定されている[1][2]．

　アントラサイクリン系の心筋障害は発現時期において 3 つのパターンに分かれており，進行性を示さない acute toxicity・慢性進行性の early-onset toxicity お

JCOPY 498-13438

表1 アントラサイクリン系抗がん剤による心筋障害の分類

acute toxicity	抗がん剤投与開始後早期に起こる可逆性の心筋障害.
early-onset chronic progressive toxicity	化学療法終了後 1 年以内に起こる心筋障害. 抗がん剤の用量依存的であり予後不良で心不全治療薬への反応性が悪い.
late-onset chronic progressive toxicity	化学療法終了後 1 年以降に起こる心筋障害. 進行性で心筋障害の性質は early-onset に類似する.

よび late-onset toxicity があげられる❸ 表1 .

Acute toxicity は投与開始後 1 週間以内に心筋障害が発現し，通常は投与の中断によって改善し，長期的な影響は残らない．また acute toxicity を呈する例はごくわずかであることが知られている．それとは異なり長期的な影響が残る慢性進行性の心筋障害においては，95％以上の例では投与終了後 1 年以内に治療介入を必要とする心筋障害が現れる early-onset toxicity を呈するということがわかっている．このような例では成人では拡張型心筋症様の，小児では拘束型心筋症様の所見を呈し，予後が不良である．また late toxicity とは投与後 10 年後以降に心不全症状が現れるようなものを指し，乳がん患者で問題になることが多いが，この分類が定義された 1990 年代と比較して昨今では治療期間中にスクリーニングされる機会も増えているため，実際には多くのケースが程度の差こそあれ early toxicity を呈しているのではないかと考えられている❹ 図1 .

アントラサイクリン系抗がん剤による心筋障害もトラスツズマブの例と同様に早期発見が重要である．その理由は，第一に心不全を発症すると，その予後が他の心疾患と比較してもきわめて不良である点❺，第二に LVEF の低下が徐々に進行する一方で LVEF が軽度な例のほうが心不全加療に反応しやすい点❹にある．したがって化学療法中だけではなく，化学療法終了後も最低 1 年間のフォローアップを行っていくことが望ましい 図2, 3 .

次にアントラサイクリン系抗がん剤のリスク因子に関してであるが，最大のリスク因子は総投与量である．体表面積換算で評価され，近年の報告では心筋障害の発症の確率が急激に上昇する閾値はドキソルビシンでは 400 mg/m^2 であるとされている❻．しかしそれよりも低用量で発症する例も存在することから，少なくともドキソルビシンで 250 mg/m^2 以上の投与を行う例においては，心筋障害の発症リスク群としてとらえることが ASCO ガイドラインでは推奨されてい

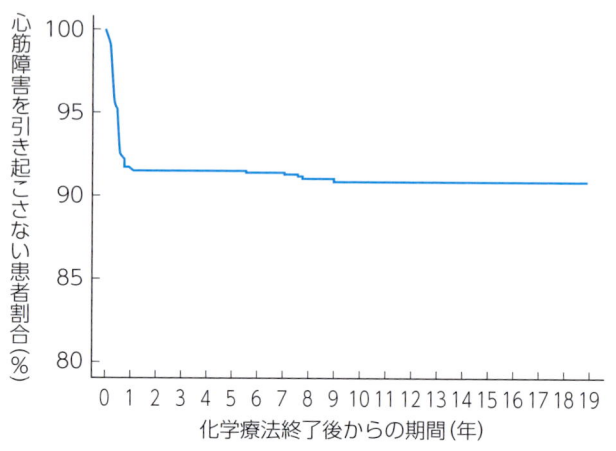

図1 アントラサイクリン系抗がん剤による化学療法終了後の心筋障害発症時期の検討

多くの例は1年以内に発症している

(Cardinale D, et al. Circulation. 2015; 131: 1981-8[4])

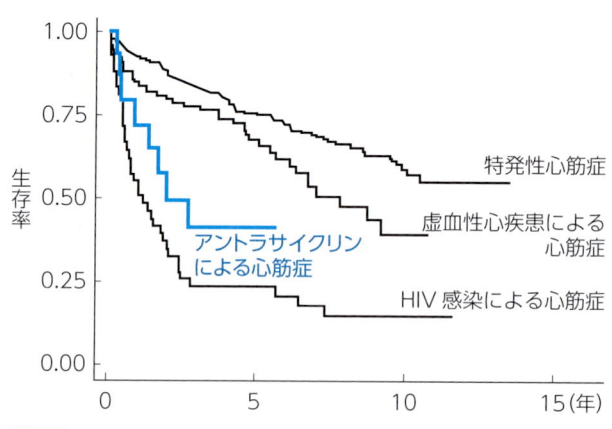

図2 アントラサイクリンによる心筋障害は予後不良である

(Felker GM, et al. N Engl J Med. 2000; 342: 1077-84[5])

る[7]．なお，特に血液がんの患者では，複数の種類のアントラサイクリン系抗がん剤が使用されることがあり，その場合には 表2 の換算表を参考にしてドキソルビシン換算での総投与量がどの程度になっているかを把握する必要がある．

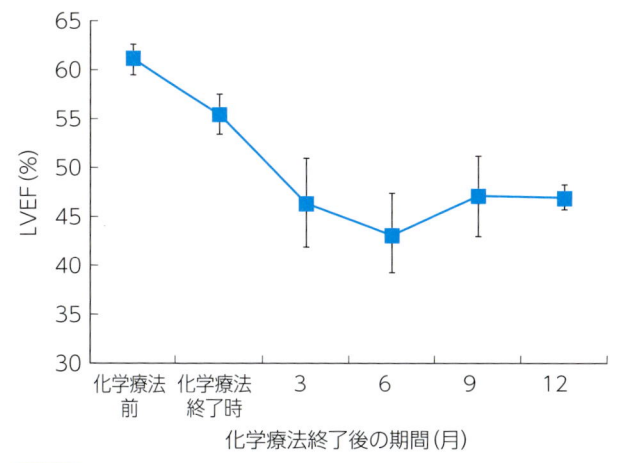

図3 LVEF の低下は化学療法終了後 1 年以内に進行する
(Cardinale D, et al. Circulation. 2015; 131: 1981-8[4])

表2 アントラサイクリン系抗がん剤 心筋毒性換算表

アントラサイクリン系抗がん剤名	心毒性換算
ドキソルビシン	1
ダウノルビシン	0.83
イダルビシン	5
ミトキサントロン	4
エピルビシン	0.67

(Children's Oncology Group. Long-term follow-up guidelines for survivors of childhood, adolescent, and young adult cancer. Version 4.0. October 2013.)

　そのほかには，単回投与量が多い例や投与速度が速い例，放射線照射歴，女性，心血管疾患の合併，若年/高齢，他の心筋障害の薬剤投与歴などもリスク因子になるとされている．化学療法開始前の LVEF は 50% 以下の例においては特に投与中の心筋障害の発症リスクが高いため，頻回のモニタリングが必要である．また最近ではアントラサイクリン系投与前の左室容積拡大例と，GLS (global longitudinal strain)【Question 3 の p.15 参照】の絶対値が低下している例では，心血管イベントの発生リスクが高いことが知られている[8]．さらに治療開始前のベー

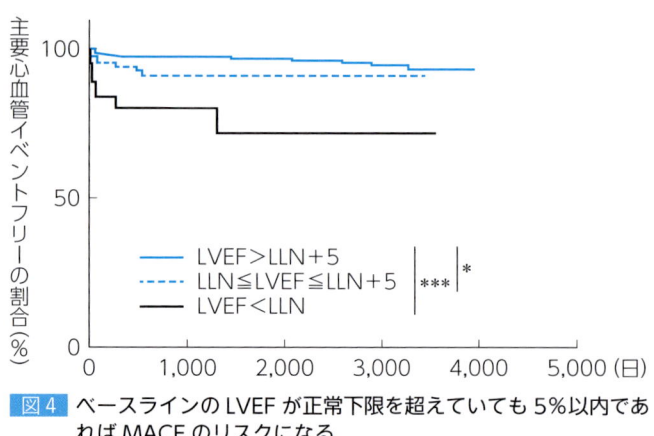

図4 ベースラインの LVEF が正常下限を超えていても 5％以内であれば MACE のリスクになる
(Wang L, et al. Am J Cardiol. 2015; 116: 442-6[9])

表3 三田病院で用いているアントラサイクリン系抗がん剤による心筋障害のリスク評価

特にハイリスクの例 （頻回のモニタリングが必要）	注意するべき例
●総投与量がドキソルビシン換算で 400 mg/m² を超える場合 ●ベースラインの LVEF＜50％の場合 ●左胸部・縦隔への放射線照射歴がある場合 ●心筋梗塞の既往や中等度以上の弁膜症がある場合	●総投与量がドキソルビシン換算で 250 mg/m² を超える場合 ●ベースラインの LVEF≧50％であっても正常下限から 5％以内の low normal の場合 ●60 歳以上 ●女性 ●他の心筋障害の薬剤投与歴がある場合

スラインの LVEF が正常範囲の下限より高いとしても，正常下限から 5％以内である例では，その後の心血管イベント（major adverse cardiovascular events: MACE）のリスクが増加することが知られており[9]，LVEF がいわゆる low-normal の例では注意深くフォローすることが重要である 図4 ．なお LVEF が 30％以下の場合には，原則としてアントラサイクリン系抗がん剤の投与は控えたほうがよいと考えられている．以上の内容をまとめた当院におけるリスク評価項目を 表3 に示す．

　さて治療開始後の心筋障害のスクリーニングに用いられるマーカーに関してはどのようなものがあるだろうか．まずは心筋障害の発症リスクにも関与する心エ

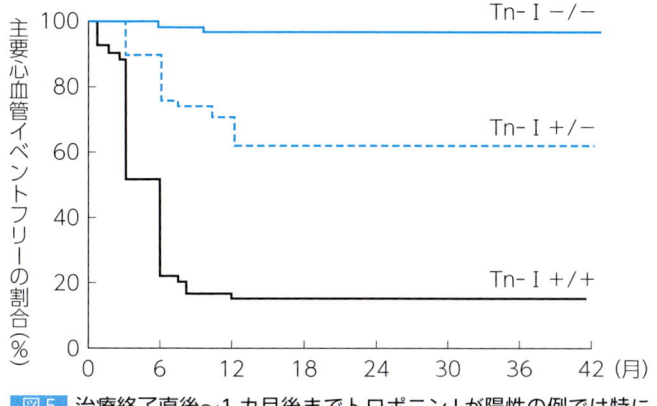

図5 治療終了直後〜1カ月後までトロポニンIが陽性の例では特に心筋障害発生リスクが高い

(Cardinale D, et al. Circulation. 2004; 109: 2749-54[11])

コーによる LVEF の評価が重要である．米国心エコー図学会の推奨では，ドキソルビシン総投与量が≦240 mg/m^{2}の場合には化学療法開始前・終了後および終了後半年の時点での施行が推奨されている．

　また総投与量が240 mg/m^{2}を超える場合には50 mg/m^{2}を超えるごとにエコーによる評価を追加することも推奨されている[10]．さらにストレイン法を用いたGLSなどのテクニックも早期診断に役に立つ可能性が示唆されているが，トラスツズマブ心筋障害のような多数の報告にはまだ乏しいのが現状である．

　バイオマーカーではトロポニンIが心筋障害の発生のリスクを評価する上でもっとも有効であることが以前から知られている．　図5　に示すとおり，化学療法終了直後および1カ月後のトロポニンIの陽性率をみることで，心筋障害のリスクを評価することができることが報告されており[11]，特に両期間で陽性がつづく場合はハイリスクであると報告されている．さらに治療経過期間中のいかなるタイミングであってもトロポニンI陽性例が心筋障害の発症リスクを予測する上で重要であると考えられている[12]．

　これらを総合し化学療法の各サイクルごとにトロポニンIを測定し，陽性であれば循環器内科にコンサルトを行い，陰性である場合には6カ月ごとに心エコーフォローを行うようなフォローアップ方法が近年提言されている[10]．

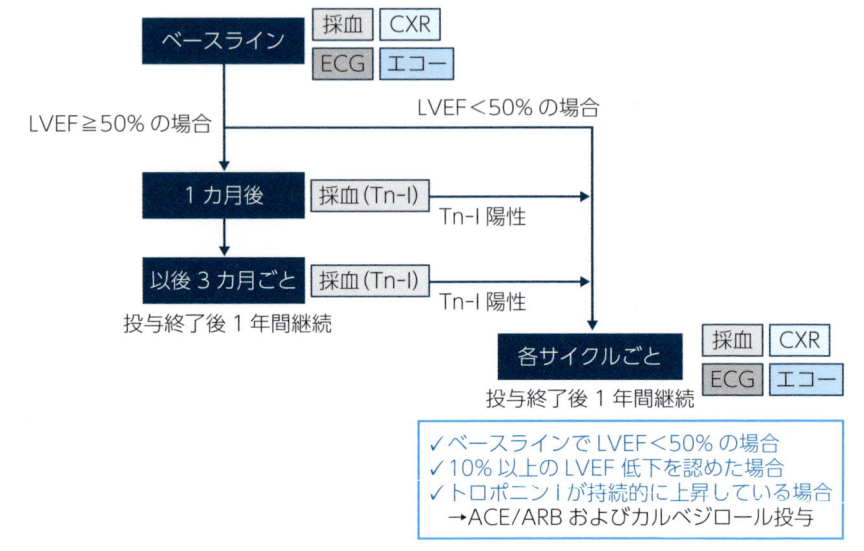

図6 三田病院腫瘍循環器外来におけるアントラサイクリン系抗がん剤投与例のフォロープロトコール

　以上の知見をもとに，当院ではアントラサイクリン系抗がん剤投与例では図6のようなフォローアップを行っている．なおベースラインの評価においてLVEFが50％以上の例に関しては，ルーチンのフォローを行う代わりに，抗がん剤治療を行っている診療科で各サイクルにおいてトロポニンIの測定を行ってもらい，陽性時にはコンサルトを行う方法で代用してもよいと考えられる．

　アントラサイクリン系抗がん剤による心筋障害に対する予防効果のある薬剤に関して，米国ではdexrazoxaneという鉄をキレートする薬剤が使用されている．前述の通り，鉄とアントラサイクリン系抗がん剤が合わさることにより活性酸素刺激が引き起こされるため，その減少を抑えるため本薬剤が用いられ，300 mg/m^2以上のドキソルビシン投与を受ける患者さんに対して抗がん作用を低下させることなく心筋障害の予防効果が得られる．しかし小児に使用すると二次性の白血病の危険性がある薬剤であることから，進行性・転移性乳がんでドキソルビシン総投与量が300 mg/m^2を超えた例にのみ使用が認められている．また残念ながら本邦で使用することはできない．そのほかの予防薬剤として期待されている

のがβ遮断薬とアンギオテンシン変換酵素阻害薬（ACE）である．ACEに関しては トロポニン I が上昇した例に対してエナラプリルを投与したところプラセボと 比較して LVEF の低下で定義された心筋障害の発症を抑制したエビデンスが知ら れている[12]．またβ遮断薬に関しては，先ごろ単施設のランダム化比較試験であ るが，カルベジロールを乳がんのドキソルビシン投与患者に対して予防的に使用 したところ，トロポニン I 値の上昇および拡張機能不全の発現が対照群と比べて 有意に抑制されたという報告が出ている[13]．したがって現時点で全例に対してこ れらの薬剤を使用する根拠は認められないものの，少なくともトロポニン I が陽 性化し，進行性の心筋障害のリスクが高い例では ACE やカルベジロールを使用 することは有意義であると考えられ，当院でも実践している 図6 ．

　残念ながら高度の心筋障害・左室収縮不全を発症し心不全に至った症例， Stage C まで至った症例に関しては，基本的には他の収縮障害による心不全と同 様の治療，すなわち ACE/ARB ＋β遮断薬に加え，LVEF 35％未満の例ではミネ ラルコルチコイド受容体拮抗薬の使用を検討し，必要時には利尿薬を追加するこ とが基本方針となる．しかしながら 図2 に示したとおり，心不全の予後は他の 心筋症と比較しても残念ながら非常に悪いため，やはり腫瘍専門医と循環器内科 医が協力しながら，早期発見・早期介入を行っていくことが大切になる．

📖 文献

❶ Hahn VS, Lenihan DJ, Ky B. Cancer therapy-induced cardiotoxicity: basic mechanisms and potential cardioprotective therapies. J Am Heart Assoc. 2014; 3: e000665.

❷ Zhang S, Liu X, Bawa-Khalfe T, et al. Identification of the molecular basis of doxorubicin-induced cardiotoxicity. Nat Med. 2012; 18: 1639-42.

❸ Grenier MA, Lipshultz SE. Epidemiology of anthracycline cardiotoxicity in children and adults. Semin Oncol. 1998; 25: 72-85.

❹ Cardinale D, Colombo A, Bacchiani G, et al. Early detection of anthracycline cardiotoxicity and improvement with heart failure therapy. Circulation. 2015; 131: 1981-8.

❺ Felker GM, Thompson RE, Hare JM, et al. Underlying causes and long-term survival in patients with initially unexplained cardiomyopathy. N Engl J Med. 2000; 342: 1077-84.

❻ Swain SM, Whaley FS, Ewer MS. Congestive heart failure in patients treated with doxorubicin: a retrospective analysis of three trials. Cancer. 2003; 97: 2869-79.

❼ Armenian SH, Lacchetti C, Barac A, et al. Prevention and monitoring of cardiac dysfunction in survivors of adult cancers: American Society of Clinical Oncology Clinical Practice Guideline. J Clin Oncol. 2017; 35: 893-911.

❽ Mousavi N, Tan TC, Ali M, et al. Echocardiographic parameters of left ventricular size and function as predictors of symptomatic heart failure in patients with a left ventricular ejection fraction of 50-59% treated with anthracyclines. Eur Heart J Cardiovasc Imaging. 2015; 16: 977-84.

❾ Wang L, Tan TC, Halpern EF, et al. Major cardiac events and the value of echocardiographic evaluation in patients receiving anthracycline-based chemotherapy. Am J Cardiol. 2015; 116: 442-6.

❿ Plana JC, Galderisi M, Barac A, et al. Expert consensus for multimodality imaging evaluation of adult patients during and after cancer therapy: a report from the American Society of Echocardiography and the European Association of Cardiovascular Imaging. J Am Soc Echocardiogr. 2014; 27: 911-39.

⓫ Cardinale D, Sandri MT, Colombo A, et al. Prognostic value of troponin I in cardiac risk stratification of cancer patients undergoing high-dose chemotherapy. Circulation. 2004; 109: 2749-54.

⓬ Cardinale D, Colombo A, Sandri MT, et al. Prevention of high-dose chemotherapy-induced cardiotoxicity in high-risk patients by angiotensin-converting enzyme inhibition. Circulation. 2006; 114: 2474-81.

⓭ Avila MS, Ayub-Ferreira SM, de Barros Wanderley MR Jr, et al. Carvedilol for prevention of chemotherapy-related cardiotoxicity: the CECCY trial. J Am Coll Cardiol. 2018; 71: 2281-90.

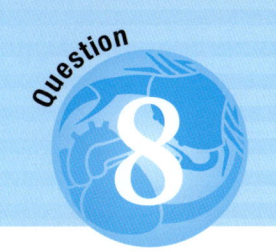
免疫チェックポイント阻害薬による心血管障害のフォロー方法はどのようにすればよいでしょうか？

まとめ

- 免疫チェックポイント阻害薬による心筋障害は治療開始早期に発症する
- 症状は非特異的であることが多いが，リスク因子も明らかでないため定期的なスクリーニングを行って疑うことが重要である
- 心エコーや MRI などの画像のモダリティに加えて，バイオマーカーと心電図変化が心筋炎の診断には重要
- クレアチンキナーゼ（CK）上昇がその後の心筋障害を発症するバイオマーカーになる可能性がある

　免疫チェックポイント阻害薬（ICI）は，本庶佑先生が PD-1 分子を発見しノーベル賞を受賞したことから，一般においても脚光を浴びている．この抗がん剤はこれまでの抗がん剤とは異なり，薬剤自身はがん細胞が正常細胞への細胞傷害性を持たない．そのかわり，がん細胞が免疫細胞から攻撃されないようにしている"自己偽装分子"である PD-1 シグナルをブロックすることで，自己の T 細胞ががん細胞を攻撃できるようにするという全く新しい機序による抗がん作用をもたらしている．すなわち，いわゆる化学療法とは異なる免疫療法を施すわけであり，副作用の面においても他の抗がん剤とは異なる性質を示す．

　図1 に示すように，免疫チェックポイント阻害薬の 1 つであるニボルマブはがん細胞が免疫寛容を引き起こすために発現している PD-L1 をブロックするこ

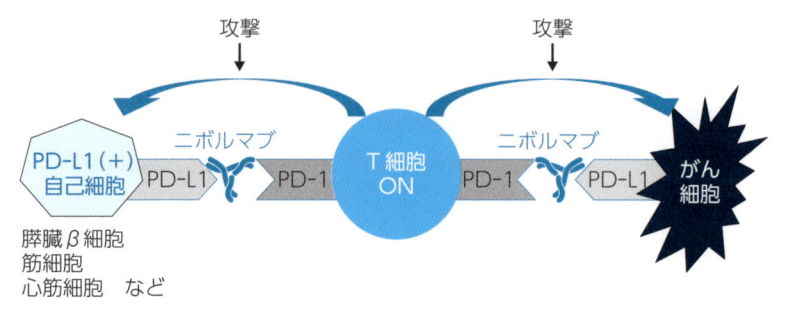

図1 自己免疫ががん細胞だけではなく正常細胞も攻撃することによって起きる
irAE（免疫関連有害事象）

とで，自己のT細胞による細胞傷害性を呼び戻す作用を持つ．一方，自己の細胞の中にもPD-L1を発現していることで免疫寛容を確保している細胞があるため，免疫チェックポイント阻害薬の投与によって正常な自己細胞への傷害が発生することがあり，その自己免疫反応によって引き起こされる特殊な副作用を総称してimmune-related adverse events（免疫関連有害事象: irAE）とよんでいる．PD-L1の発現パターンは個人差・臓器差があるため，どのようなirAEが起こるか（もしくは全く起こらないか）にも個人差があり，共通した特徴としては投与開始早期に発現することが多い．また現時点では投与前にirAEの発症を予測することは困難である．

　心筋においても頻度は少ないものの投与早期に劇症型心筋炎のような急性心筋障害をきたす例が知られており，心筋へのリンパ球の集簇所見や心筋細胞におけるPD-L1の発現から，irAEが関与していると考えられている[1]．この報告では初回投与から発症までの日数は，中央値17日とやはり治療開始早期に出現することを特徴としている．またニボルマブとイピリムマブの2種類の薬物併用例では，ニボルマブ単独より高頻度かつ重症の心筋炎の発症を認めることも知られている．その後の大規模データベースを解析した後ろ向き解析においても，単剤での心筋障害発症は0.41%であるのに対し，併用では1.33%とリスクの増加が認められていることが報告されている[2]．また発症後の致死率が50%近くあり，irAEの中でも頻度こそ少ないものの，群を抜いて致死的な副作用であると言える．具体的なイメージを持ってもらうため，次に私が経験した典型例と考えられる心筋障害の例を紹介する．

JCOPY 498-13438

症例──78歳男性　免疫チェックポイント阻害薬投与後に発症した急性心筋障害の例

　原疾患は非小細胞肺がんで8年前に手術を行ったが術後再発し，初回抗がん剤に治療抵抗性であったためにニボルマブ投与が開始された．初回投与後の3週間後に2コース目が投与されたが，その後初回投与から21日目に全身の倦怠感と労作時の呼吸苦を自覚した．26日目に症状が進行したために主科を受診し，入院となった．

　入院時の心電図で図に示す通り広範なST変化（V1-4・aVRのST上昇およびⅡ・Ⅲ・aVF・V5-6のST低下）を認め 図2 ，また心筋逸脱酵素も CK 4443 IU/L，CK-MB 188.2 ng/dL，トロポニン I 21179.0 pg/dL と著明な上昇を認めた．心エコー上では左室はびまん性に収縮低下していたが，心電図所見や心筋逸脱酵素および症状から急性心筋梗塞が疑われた．循環器内科が介入後，速やかに緊急カテーテル検査を施行したが冠動脈に有意狭窄は認められなかった 図3 ．またカテーテル検査中から心室頻拍を繰り返し，次第に除細動や薬物抵抗性となり，入院後5時間後に永眠した．

　当院ではこれまで合計2例，免疫チェックポイント阻害薬投与後の急性心筋障害を示唆する症例を経験している．いずれも投与開始から心血管障害出現までの

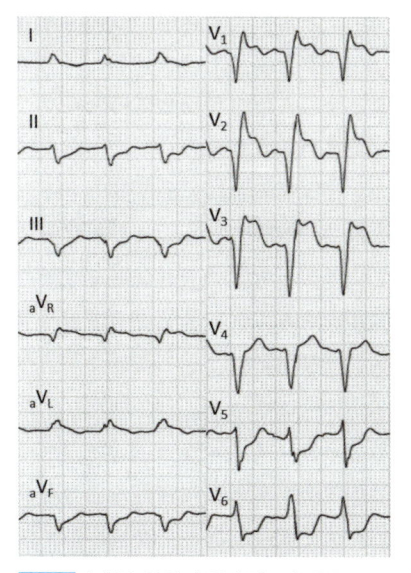

図2 急性心筋障害発症時の心電図

JCOPY 498-13438

（右側縦書き）
Question 8

免疫チェックポイント阻害薬による心血管障害のフォロー方法はどのようにすればよいでしょうか？

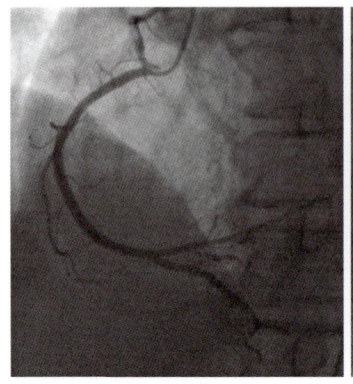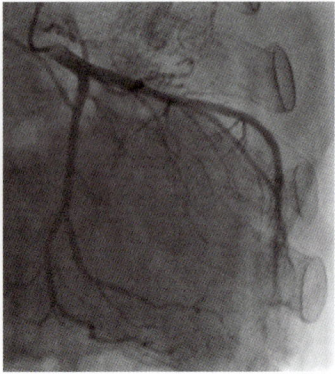

図3 冠動脈造影検査上では心筋梗塞を認めなかった

日数が短く，また初発症状は全身倦怠感と呼吸苦で非特異的であり（特に肺がん患者はしばしば訴える症状である），発症後は心電図上の著明な ST 上昇とそれに引き続く難治性心室性不整脈で急激な死の転帰をたどっている．

　いかがであろうか．とにかく臨床経過が速い一方，当時はステロイドパルス療法などの対処する手段を持ち得なかったため，救命することはできなかった．しかし本当に心筋障害の発症を予測する手段は持ち得なかったのであろうか．

　振り返って確認すると，ニボルマブ 1 コース目投与後 19 日目に CK 491 IU/L と上昇を認めていた．しかしこの時点では筋痛はおろか，息切れや胸痛などの心血管イベントを示唆する症状は一切認められなかったため 2 コース目投与が行われており，その数日後に息切れなどの自覚症状が発症していた **図4**．後医は名医と言われてしまうが，CK 上昇を捉えた時点で薬剤中止などの介入を行っていれば発症を防げた可能性がある．そこで，当院では **図5** に示すように，特に治療開始早期に積極的に循環器系のスクリーニングをプログラム化して行い，前向きに検討することで心筋障害の発症頻度やバイオマーカーについての検索を行った **表1**．

　結果は驚くべきものであった．免疫チェックポイント阻害薬を投与された 63 名に対してスクリーニングプログラムを実施したところ，BNP の上昇などまで含めると 27 例（43%）の患者に何らかの検査異常が認められていたのである．ただし脚ブロックや 1 度の房室ブロックなどの新規の非症候性のブロックなどの頻

JCOPY 498-13438

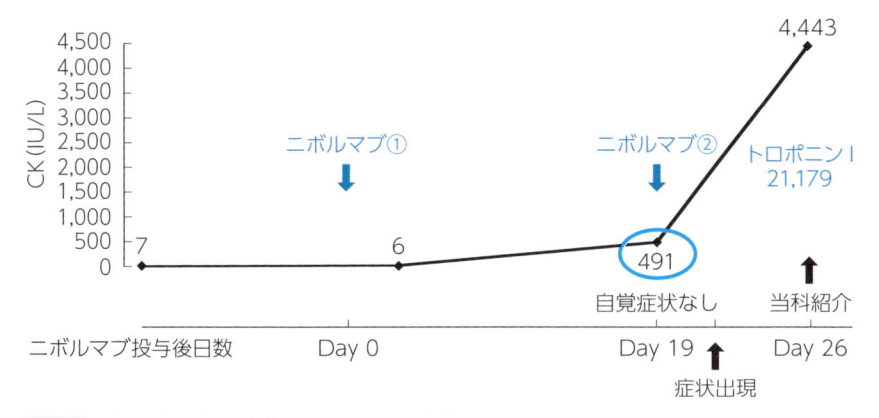

図4 急性心筋障害発症例における CK の推移

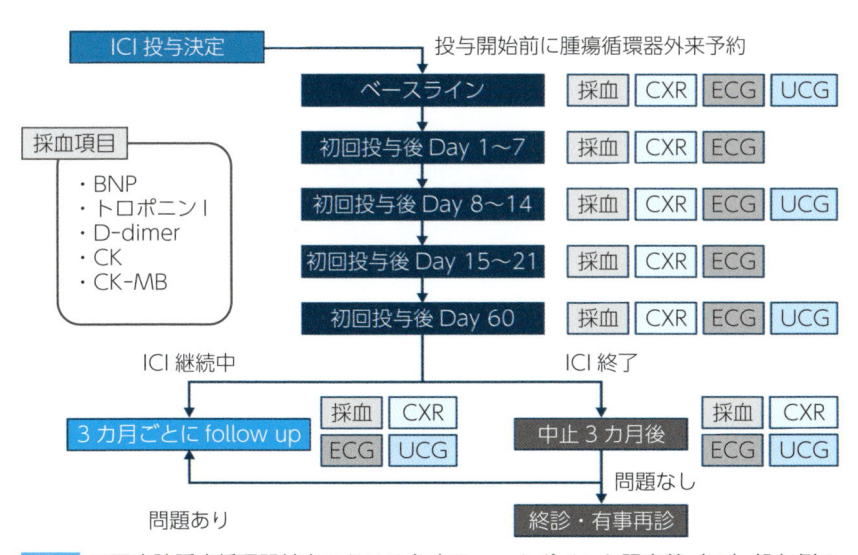

図5 三田病院腫瘍循環器外来における免疫チェックポイント阻害薬（ICI）投与例のフォロープロトコール

度が高く，経過観察を行うケースが多かった．一方で，免疫チェックポイント阻害薬の中止につながるイベントを認めたのは，CK 上昇の例であった．多くの例で筋炎症状（筋痛や筋生検におけるリンパ球浸潤）を認めており，薬剤中止の後にトロポニン I の上昇を認めた例も存在した．その症例はその後筋炎に対してス

表1 当院でのスクリーニングにおける異常所見と発生時期・頻度

N=63	N	初回投与から出現までの平均日数 [区間]	ICI 中止
心筋バイオマーカー異常			
CK（筋原性）上昇	4	50.0 [32〜64]	2（中止） 2（休薬後再開）
BNP 上昇	5	21.2 [5〜48]	0
トロポニン I 上昇	6	37.7 [7〜59]	0
D-dimer 上昇	6	22.0 [7〜48]	0
心電図異常			
伝導障害	6	23.6 [1〜58]	0
非特異的 ST-T 変化	5	14.8 [2〜44]	0
上室性期外収縮の増加	2	42.5 [33〜52]	0
心室性期外収縮の増加	3	28 [0〜51]	0
非持続性心室頻拍	1	1	0
心エコー検査異常			
心嚢水出現・増加	2	34 [6〜62]	0
左室壁菲薄化	1	34	0
左室拡大	1	151	0
TRPG 上昇	2	11.5 [9〜14]	0
左室収縮能低下	1	3	0

テロイド投与がなされたが，それに並行してトロポニン I 値も低下したことから，CK 上昇は症例の事例でも認めたとおりその後の心筋障害を発症するバイオマーカーとなる可能性がある．PD-L1 が筋細胞に発症している例ほど心筋細胞にも発症しているという報告は未だないが，以上の知見から，CK の異常高値を認めた際には，筋症状に加えて心機能障害を伴う可能性があることを念頭に置く必要がある．また他の抗がん剤による心筋障害で示唆されているような，心血管疾患の既往と投与後の検査異常に関しては，本コホートにおいては関連性が認められなかったため，治療にあたってのリスク群を同定するには至っていない（言い換えると誰にでも発症する可能性があると言える）．

　また米国からの 35 名の免疫チェックポイント阻害薬関連の心筋障害の報告に

表2 免疫チェックポイント阻害薬関連心筋障害の特徴

●投与開始後１カ月前後の早期の発症例が多い
●初発症状は息切れなどの非特異的な症状であることが多い
●CK 上昇例では筋炎の発症だけではなく心筋障害の発生にも注意する
●ベースラインの心機能が正常であることも多い

おいても，急性心筋炎は投与開始後30日程度で発症することが多く，8割以上の例では投与開始3カ月以内に起こっていること，死亡率がきわめて高く46％と半数近くがなくなっており，なかでもトロポニンの値の上昇が大きい例で予後不良であることが明らかとなっている．また我々の知見と同様に，心筋障害の発生リスクはベースラインの心機能と関係なく，死亡例の38％ではベースラインの左室機能が正常であったことが明らかとなっている．

　以上の点をまとめると免疫チェックポイント阻害薬関連の心筋障害に関して，表2 のような特徴があげられることが，経験上わかってきた．

　臨床現場ではこれらの特徴を踏まえ，特に心エコー所見ではベースラインとの比較を，採血では心筋障害のバイオマーカーのスクリーニングを ICI 治療開始早期から行っていくことで，心筋障害を早期発見して介入につなげることが大切である．

　また米国では症例が集積されるにつれて免疫チェックポイント阻害薬による心筋障害の特徴が少しずつわかってきたことから，AHA より心筋炎の定義が 表3 のように提案されている[3]．

　急激な経過をたどることが多い心筋炎では MRI を行うことが難しい場合も多いが，これらの特徴を総合すると，画像のモダリティに加え，非特異的ではあるものの心筋障害を示唆する症状や心電図およびバイオマーカーが大きな役割を果たしていることがわかる．

　最後に免疫チェックポイント阻害薬投与後の心筋障害が起こった場合の治療であるが，現在に至るまで確定的なものは存在しない．
　① 薬剤の速やかな中止
　② ステロイドパルス療法
の2点が症例報告レベルで救命できた唯一の治療手段であり[1]，また低用量のス

Question 8
免疫チェックポイント阻害薬による心血管障害のフォロー方法はどのようにすればよいでしょうか？

表3 免疫チェックポイント阻害薬関連心筋炎の特徴

心筋炎の診断に際して重要な情報:
病理学的所見・心エコー・心臓 MRI・FDG-PET・心電図・症状・バイオマーカー

明らかな心筋炎を示唆するもの

1. 心筋炎の組織病理学的診断（生検または剖検）
　 もしくは
2. 心臓 MRI で心筋炎の診断がつく所見＋心筋炎を示唆する臨床症状＋次のいずれか
　 a 心筋壊死を示唆するバイオマーカーの上昇
　 b 心筋-心膜炎を示唆する心電図所見
3. 心エコー上における新規の壁運動異常（虚血やたこつぼ心筋症や敗血症など他の原因では
　 説明がつかないもの）＋次の全ての所見
　 a 心筋炎を示唆する臨床症状
　 b 心筋壊死を示唆するバイオマーカーの上昇
　 c 心筋-心膜炎を示唆する心電図所見
　 d 冠動脈造影などによる冠症候群の否定

心筋炎の可能性が高いもの

1. 心臓 MRI で心筋炎の診断がつく所見があり，下記の所見を伴わないもの
　 a 心筋炎を示唆する臨床症状
　 b 心筋壊死を示唆するバイオマーカーの上昇
　 c 心筋-心膜炎を示唆する心電図所見
2. 心臓 MRI で非特異的であるが心筋炎を示唆する所見＋下記の 1 つ以上の所見
　 a 心筋炎を示唆する臨床症状
　 b 心筋壊死を示唆するバイオマーカーの上昇
　 c 心筋-心膜炎を示唆する心電図所見
3. 心エコー上における新規の壁運動異常＋心筋炎を示唆する臨床症状＋次の所見のいずれか
　 a 心筋壊死を示唆するバイオマーカーの上昇
　 b 心筋-心膜炎を示唆する心電図所見
4. 下記の心筋炎が疑わしい所見に該当し，FDG-PET 上で他の理由では説明がつかない斑状の
　 取り込み上昇を認めるもの

心筋炎が疑わしいもの

虚血やたこつぼ心筋症や敗血症など他の原因では説明がつかないものの中で
1. 心臓 MRI で非特異的であるが心筋炎を示唆する所見があり下記の所見を伴わないもの
　 a 心筋炎を示唆する臨床症状
　 b 心筋壊死を示唆するバイオマーカーの上昇
　 c 心筋-心膜炎を示唆する心電図所見
2. 心エコー上における新規の壁運動異常＋次の所見のいずれか
　 a 心筋炎を示唆する臨床症状
　 b 心筋-心膜炎を示唆する心電図所見
3. ベースラインと比較して心筋壊死を示唆するバイオマーカーの上昇＋次の所見のいずれか
　 a 心筋炎を示唆する臨床症状
　 b 心筋-心膜炎を示唆する心電図所見

＊心筋壊死を示唆するバイオマーカーにはトロポニン・CK・CK-MB が含まれる
＊特徴的な心電図変化に関しては 図2 を参照
(Bonaca MP, et al. Circulation. 2019; 140: 80-91[3]を改変)

テロイドは効果が乏しいことが示唆されているため[4]，発症してしまった際には速やかに ① ② の処置を行う必要があると考えられる.

📖 文献

❶ Johnson DB, Balko JM, Compton ML, et al. Fulminant myocarditis with combination immune checkpoint blockade. N Engl J Med. 2016; 375: 1749-55.

❷ Salem JE, Manouchehri A, Moey M, et al. Cardiovascular toxicities associated with immune checkpoint inhibitors: an observational, retrospective, pharmacovigilance study. Lancet Oncol. 2018; 19: 1579-89.

❸ Bonaca MP, Olenchock BA, Salem JE, et al. Myocarditis in the setting of cancer therapeutics. Circulation. 2019; 140: 80-91.

❹ Mahmood SS, Fradley MG, Cohen JV, et al. Myocarditis in patients treated with immune checkpoint inhibitors. J Am Coll Cardiol. 2018; 71: 1755-64.

Question 8

免疫チェックポイント阻害薬による心血管障害のフォロー方法はどのようにすればよいでしょうか？

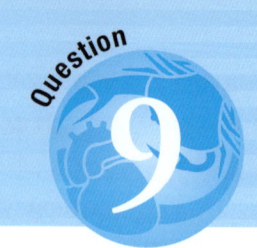

チロシンキナーゼ阻害薬による
心血管障害のフォロー方法は
どのようにすればよいでしょうか？

まとめ

- チロシンキナーゼ阻害薬による心血管障害は高血圧症・動脈閉塞性疾患・心不全の順に多い

- 特に慢性骨髄性白血病に使用する第二世代以降のチロシンキナーゼ阻害薬に関しては動脈閉塞性疾患のリスクが高く，冠危険因子が多い例ほどリスクが高い

- 以上のことから特に慢性骨髄性白血病治療時には高血圧や糖尿病・高脂血症および喫煙などの冠動脈疾患の危険因子への介入を行うべきである

　チロシンキナーゼとはタンパク質にリン酸基を付加する（リン酸化）酵素であるプロテインキナーゼの一種である．タンパク質を構成するアミノ酸のうち主にセリン，スレオニン，チロシンがリン酸化を受けることが多く，チロシンキナーゼはプロテインキナーゼの中でもチロシンをリン酸化する酵素を指す　図1　．チロシンキナーゼは細胞の分化，増殖に関わるシグナル伝達に関与し，がんではチロシンキナーゼが異常に活性化することで，細胞増殖を活性化させている．ヒト遺伝子約2万個のうち，プロテインキナーゼは500種類あまりが知られており，チロシンキナーゼはそのうちの90種類程度であり，残りの大部分はセリン/スレオニンキナーゼである．なぜがん細胞においてチロシンキナーゼが注目されるかというと，数は少ないにもかかわらず，既知のがん遺伝子が100種類ほどある中

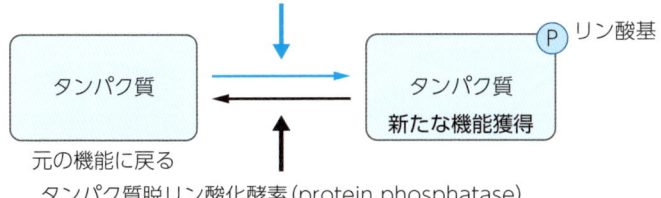

タンパク質リン酸化酵素(protein kinase)
セリン, スレオニン, チロシン残基に
リン酸基を共有結合させる.

タンパク質

タンパク質
新たな機能獲得

P リン酸基

元の機能に戻る

タンパク質脱リン酸化酵素(protein phosphatase)
付加したリン酸基を加水分解して解離させる.

図1 タンパク質リン酸化のしくみとプロテインキナーゼ

で, チロシンキナーゼはそのうちの半数近くを占め, がんの増殖・進展に深く関わっているからである.

またチロシンキナーゼには受容体型と非受容体型が存在する. 受容体型は細胞膜に存在して細胞外からの刺激を細胞内に伝達するものであり, 主にEGF受容体 (EGFR) やVEGF受容体 (EGFR) などが該当するのに対し, 非受容体型は細胞質内に存在し, 核内に刺激を伝達する作用を担っている (Ablなどが該当).

このチロシンキナーゼ依存性のがん増殖機構をターゲットにしたものがチロシンキナーゼ阻害薬である. チロシンキナーゼ阻害薬は分子標的治療薬の一種で, さまざまな種類のチロシンキナーゼが治療ターゲットとなっている. 近年は, がんの遺伝子診断により, 個人別にがん細胞がどのチロシンキナーゼを発現しているかを解析することで, それを特異的に抑えるテーラーメイド医療が標準化されつつある.

このように書くとよいことばかりのようであるが, もともと各種チロシンキナーゼは正常細胞における増殖や恒常性の維持に関与している. したがって, がん細胞において活性化しているチロシンキナーゼを阻害することは, がんの増殖を抑えることにつながる一方, 正常細胞の恒常性を障害し, 機能低下をもたらす副作用が懸念され, 心血管障害もここから引き起こされるわけである 図2 .

臨床応用後の経験を経て, チロシンキナーゼ阻害薬による心血管障害の頻度は決して低くないことがわかってきた. 図3 に示すのは腎細胞がんに対して用いられたチロシンキナーゼ阻害薬による心血管障害の頻度を, 市販後7年間かけて評価したものである. まず目立つのは何らかの心血管障害が起こる頻度が70%

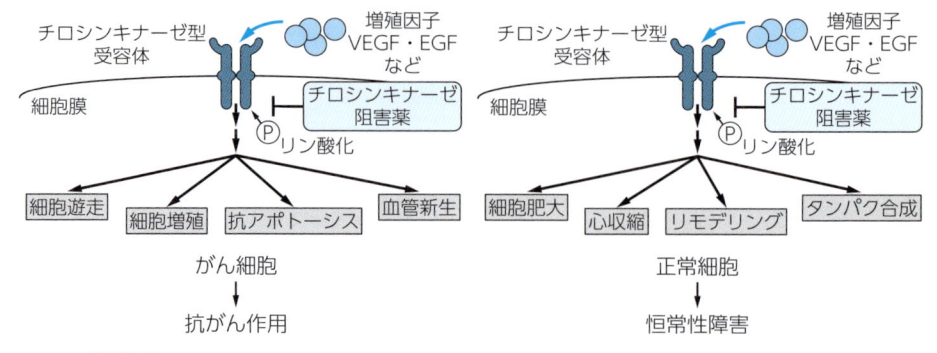

図2 がん細胞と心筋細胞へのチロシンキナーゼの作用と副作用

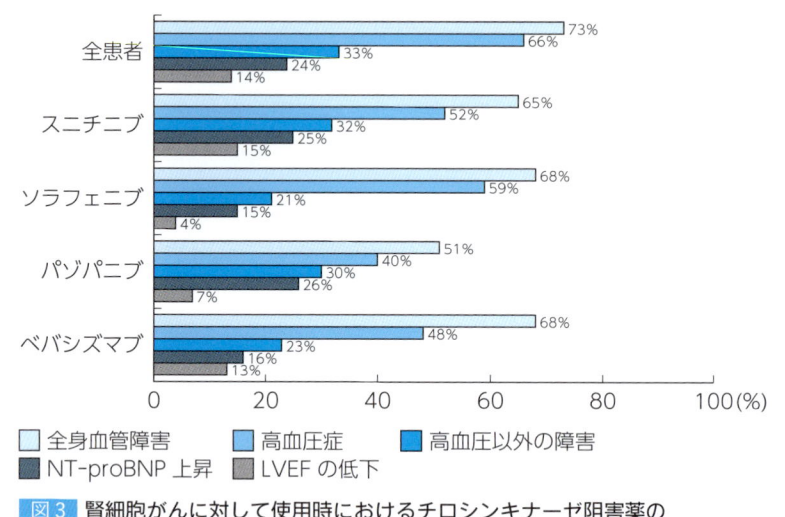

凡例: 全身血管障害, 高血圧症, 高血圧以外の障害, NT-proBNP 上昇, LVEF の低下

図3 腎細胞がんに対して使用時におけるチロシンキナーゼ阻害薬の心血管疾患障害の頻度

(Hall PS, et al. JACC Heart Fail. 2013; 1: 72-8[1]を改変)

以上に達していることと，大部分の薬剤で高血圧症が発症・増悪しうる点である．一方，高血圧症以外の心血管障害すなわち心筋障害などの頻度も，全体でみると33％と長期にフォローしていくと決して少なくないことがわかる．高血圧症に関しては，VEGF受容体の拮抗作用の副作用として起こることが広く知られており，その詳細は次の章に記すこととし，本章では高血圧症以外の心筋障害に関して取り扱うこととする．

JCOPY 498-13438

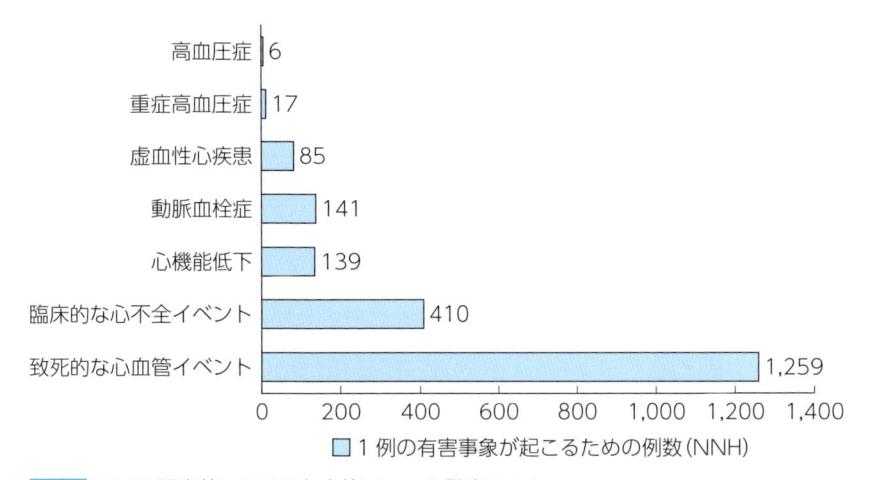

致死的な心血管イベント 1,259
臨床的な心不全イベント 410
心機能低下 139
動脈血栓症 141
虚血性心疾患 85
重症高血圧症 17
高血圧症 6

0　200　400　600　800　1,000　1,200　1,400

　□ 1例の有害事象が起こるための例数（NNH）

図4 **VEGF 阻害薬における心血管イベント発症リスク**
NNH は低いほうが有害事象の頻度が高いことを示す
(Abdel-Qadir H, et al. Cancer Treat Rev. 2017; 53: 120-7❹を改変)

チロシンキナーゼ阻害薬に関連する心筋障害は早期に介入を行った場合には可逆性である場合が多い❷．また慢性骨髄性白血病に対して用いられている薬剤の場合には心血管障害の発生が用量依存性である❸一方，別の薬剤に変更可能である場合も多い．したがって，一部の薬剤を除くと積極的なスクリーニングの有用性を示したエビデンスは乏しいものの，少なくとも主診療科において定期的なスクリーニングや心不全症状の確認を行うことが望ましい．

では，実際にチロシンキナーゼ阻害薬による心血管障害はどの程度注意しなければならないのであろうか．VEGF 阻害薬に関してランダム化比較試験（RCT）を対象にメタアナリシスを行った結果❹から，number needed to harm(NNH)，すなわち何名治療すると有害事象が起きるかというものを検証したものを 図4 に示す．本報告では高血圧症の発症頻度は多いが，虚血性心疾患や動脈血栓症はそれぞれ 85 名・141 名に 1 人起きる計算になる．また臨床的な心不全イベントや致死的な心血管イベントに関してはかなり稀であるとわかる．さらにベバシズマブなどの抗体製剤の VEGF 阻害薬とソラフェニブ・スニチニブ・パゾパニブなどの低分子製剤を比較すると心血管障害のリスクに差はないことがわかった．しかし RCT の試験期間内において報告があったもののみを対象としているため，リアルワールドにおいては，後に示すとおりもともと心血管リスクの高い例が存

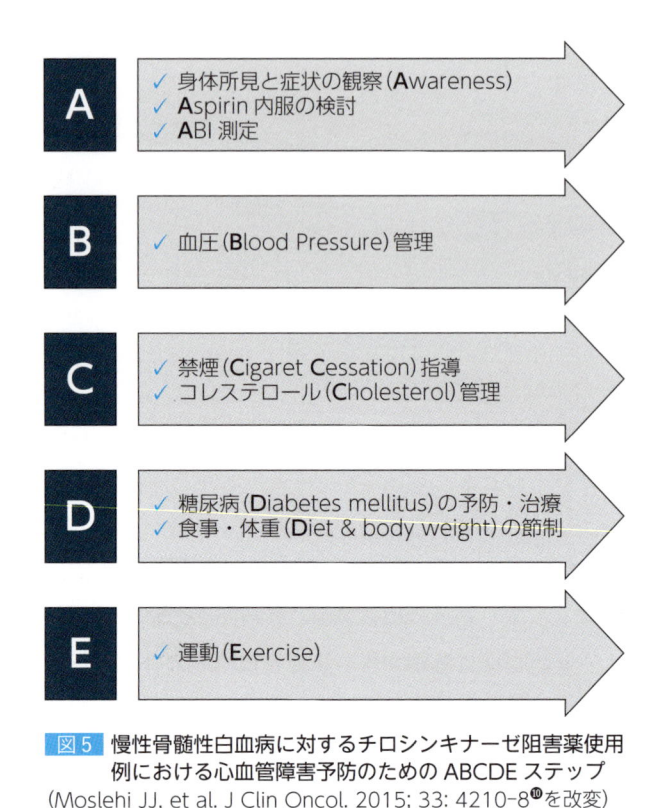

A	✓ 身体所見と症状の観察（Awareness） ✓ Aspirin 内服の検討 ✓ ABI 測定
B	✓ 血圧（Blood Pressure）管理
C	✓ 禁煙（Cigaret Cessation）指導 ✓ コレステロール（Cholesterol）管理
D	✓ 糖尿病（Diabetes mellitus）の予防・治療 ✓ 食事・体重（Diet & body weight）の節制
E	✓ 運動（Exercise）

図5 慢性骨髄性白血病に対するチロシンキナーゼ阻害薬使用例における心血管障害予防のための ABCDE ステップ
(Moslehi JJ, et al. J Clin Oncol. 2015; 33: 4210-8[10]を改変)

在することから，この文献に報告されているものよりもリスクは高く見積もって備える必要がある．

　一方，慢性骨髄性白血病に用いられるチロシンキナーゼ阻害薬に関しては，第1世代のイマチニブでは心血管障害が問題になることは少なかったが，第2世代以降のニロチニブ・ダサチニブ・ポナチニブに関しては特に虚血性心疾患や脳血管障害などの動脈系のイベントに注意を払う必要がある．ニロチニブの臨床試験においては心血管有害事象と Framingham リスク分類の関連が5年間のフォローアップで検証されており，初発の慢性骨髄性白血病投与量であるニロチニブ1回 300 mg 内服例においては，Framingham リスクが低リスク/中リスク/高リスクにおいて 1.7%/12.2%/17.5% とリスクが高くなるほど発症率が高くなることが明らかとなった[3]．また心筋梗塞のリアルワールドでの頻度をみたスウェー

JCOPY 498-13438

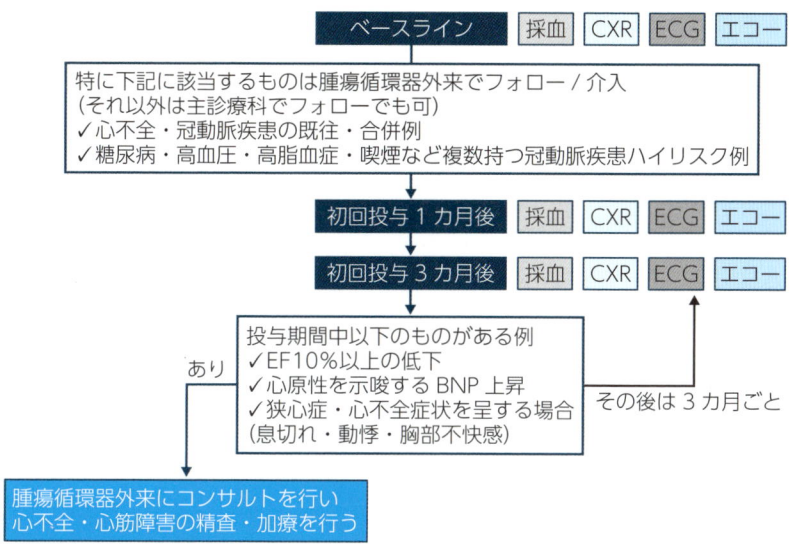

図6 三田病院におけるチロシンキナーゼ阻害薬投与例のフォロープロトコール

デンからの報告では，1000人・年あたり，イマチニブ8件，ニロチニブ29件，ダサチニブ19件と報告されている[5]．ポナチニブに関しては特に多くの虚血性心疾患や脳虚血性疾患および末梢血管閉塞のイベントが報告されており，その副作用のために臨床試験における投与量削減が実施された薬剤である[6]．減量した例を含めた5年間の動脈閉塞性疾患の累積発症率は31%にのぼること[7]や，イベントにはポナチニブの用量依存性や基礎疾患の有無に関連があることが判明した[8]．さらにこれら慢性骨髄性白血病に対する臨床試験のメタアナリシスの結果からは，ニロチニブ・ダサチニブ・ポナチニブに関してはイマチニブよりも心血管障害のリスクが上昇することが報告されている[9]．したがって，これらの結果から心血管障害の危険因子を持つ例においては特に注意を要すること，動脈閉塞性疾患の一次予防のために心血管障害の危険因子自体への治療介入も推奨され，ABCDE ステップ 図5 と称したアセスメントと介入も提唱されている．

以上をまとめると，第2/3世代の慢性骨髄性白血病に対するチロシンキナーゼ阻害薬では動脈閉塞性疾患のリスクが特に高いため，高血圧や糖尿病・高脂血症および喫煙などの冠動脈疾患の危険因子の評価と介入を積極的に行うべきであ

Question 9

チロシンキナーゼ阻害薬による心血管障害のフォロー方法はどのようにすればよいでしょうか？

り，またそれ以外のチロシンキナーゼ阻害薬では，頻度は多くないものの心筋障害や動脈閉塞性疾患を起こしうることを意識してフォローアップすることが重要である．

図6 に当院における具体的なフォローアップ方法を示す．チロシンキナーゼ阻害薬による心血管障害は治療開始早期だけではなく，経過中いつの時点でも起こる可能性があるため，定期的な心エコーによる評価を行うこととしている．また，息切れや動悸・胸部不快感などの心不全を示唆する所見を認めた場合にも速やかにコンサルトを行うことを推奨しているが，チロシンキナーゼ阻害薬によってはダサチニブ（28%）やボスチニブ（4%）など胸水貯留をきたす薬剤もあり，その場合にも同様の症状を示す可能性があるため，定期的な胸部 X 線検査を併せて行うことで，それらの鑑別を行うようにする．

📖 文献

❶ Hall PS, Harshman LC, Srinivas S, et al. The frequency and severity of cardio-vascular toxicity from targeted therapy in advanced renal cell carcinoma patients. JACC Heart Fail. 2013; 1: 72-8.

❷ Zamorano JL, Lancellotti P, Rodriguez Muñoz D, et al. 2016 ESC Position Paper on cancer treatments and cardiovascular toxicity developed under the auspices of the ESC Committee for Practice Guidelines: The Task Force for cancer treatments and cardiovascular toxicity of the European Society of Cardiology (ESC). Eur J Heart Fail. 2017; 19: 9-42.

❸ Hochhaus A, Saglio G, Hughes TP, et al. Long-term benefits and risks of front-line nilotinib vs imatinib for chronic myeloid leukemia in chronic phase: 5-year update of the randomized ENESTnd trial. Leukemia. 2016; 30: 1044-54.

❹ Abdel-Qadir H, Ethier JL, Lee DS, et al. Cardiovascular toxicity of angiogenesis inhibitors in treatment of malignancy: a systematic review and meta-analysis. Cancer Treat Rev. 2017; 53: 120-7.

❺ Dahlén T, Edgren G, Lambe M, et al; Swedish CML Group and the Swedish CML Register Group. Cardiovascular events associated with use of tyrosine kinase inhibitors in chronic myeloid leukemia: a population-based cohort study. Ann Intern Med. 2016; 165: 161-6.

❻ Cortes JE, Kim DW, Pinilla-Ibarz J, et al. A phase 2 trial of ponatinib in Phila-delphia chromosome-positive leukemias. N Engl J Med. 2013; 369: 1783-96.

❼ Cortes JE, Kim DW, Pinilla-Ibarz J, et al. Ponatinib efficacy and safety in Phila-delphia chromosome-positive leukemia: final 5-year results of the phase 2 PACE trial. Blood. 2018; 132: 393-404.

❽ Dorer DJ, Knickerbocker RK, Baccarani M, et al. Impact of dose intensity of ponatinib on selected adverse events: multivariate analyses from a pooled population of clinical trial patients. Leuk Res. 2016; 48: 84-91.

❾ Douxfils J, Haguet H, Mullier F, et al. Association between BCR-ABL tyrosine kinase inhibitors for chronic myeloid leukemia and cardiovascular events, major molecular response, and overall survival: a systematic review and meta-analysis. JAMA Oncol. 2016; 2: 625-32.

❿ Moslehi JJ, Deininger M. Tyrosine kinase inhibitor-associated cardiovascular toxicity in chronic myeloid leukemia. J Clin Oncol. 2015; 33: 4210-8.

チロシンキナーゼ阻害薬による心血管障害のフォロー方法はどのようにすればよいでしょうか？

VEGF 阻害薬による高血圧症のフォロー方法はどのようにすればよいでしょうか？

まとめ

- VEGF 阻害薬による高血圧症は高頻度で起こるためコンサルテーションの頻度が高い
- 特に使用頻度が高いベバシズマブと発症頻度が高いレンバチニブによる高血圧症は腫瘍循環器外来で遭遇する機会が多い
- ACE 阻害薬や ARB の投与がファーストラインとして推奨され，治療反応性も高い

　分子標的治療薬の中でも VEGF 阻害薬は比較的早期に承認された薬剤である．代表的なものはベバシズマブであり，腫瘍の血管新生を阻害することにより抗腫瘍効果を発揮する　表1．VEGF 阻害薬の中で最もよく認められる副作用は高血圧症であり，もともと高血圧症に罹患していた患者さんは増悪することも広く知られている．また心筋障害に関しては，投与早期にたこつぼ心筋症様の心筋障害をきたすほか，長期的にも心不全の発症リスクや LVEF の低下を引き起こすことが知られている．

　VEGF 阻害薬で最も問題となるのが高血圧症の発症である．特にレンバチニブ（67.8％）・パゾパニブ（35.9％）・アフリベルセプト（42.4％）などで多く認められるが，臨床的に用いられる頻度が高いベバシズマブ（23.6％）と発症頻度が日本人においては 86.7％と特に高いレンバチニブが腫瘍循環器外来でも遭遇する機会が多い薬剤である[1]．

表1 VEGF 作用を持つ本邦で使用される抗がん剤

一般名	標的分子	
抗体製剤		
ベバシズマブ	VEGF-A	大腸がん・非小細胞肺がん・乳がん・卵巣がん・子宮頸がん・悪性神経膠腫
ラムシルマブ	VEGFR2	胃がん・大腸がん・非小細胞肺がん
チロシンキナーゼ阻害薬		
レンバチニブ	マルチキナーゼ阻害	甲状腺がん・肝細胞がん
スニチニブ	マルチキナーゼ阻害	腎細胞がん・膵神経内分泌腫瘍・GIST
ソラフェニブ	マルチキナーゼ阻害	腎細胞がん・肝細胞がん・甲状腺がん
パゾパニブ	マルチキナーゼ阻害	腎細胞がん・悪性軟部腫瘍
アキシチニブ	マルチキナーゼ阻害	腎細胞がん
レゴラフェニブ	マルチキナーゼ阻害	大腸がん・肝細胞がん・GIST
VEGF デコイ		
アフリベルセプト	VEGF-A・VEGF-B・胎盤増殖因子	大腸がん

　CTCAE による有害事象のグレード分類 **表2** ごとの頻度は薬剤別に示されるが，基本的には Grade 2 以上，すなわち高血圧症と診断される場合には速やかに治療を開始するべきである．

　高血圧症を発症する機序として最も有力なものは一酸化窒素の合成低下である．VEGF は全身の血管内皮細胞において一酸化窒素合成酵素（eNOS）の活性を高める作用があるため，これを阻害することで一酸化窒素の合成が低下し，末梢動脈における血管収縮とトーヌスの亢進，それに引き続く高血圧症をきたすと考えられている[❷]．またそのほかにも VEGF を阻害することによりプラスミノーゲンアクチベーターインヒビター 1（PAI-1）の活性が亢進し，血管や腎臓におけるエンドセリンの産生が亢進することで血管収縮が起こる機序も考えられている[❸❹]．また VEGF は血管の生存に必須の増殖因子であることから，その活性を低下させることで末梢の微小血管が減少し，血管床が減少することも機序の一つとして考えられている．さらに VEGF 阻害薬はコレステロール塞栓や腎動脈の血

表2 CTCAE v4.0 における副作用としての高血圧症のグレード分類

Grade 1	前高血圧状態（収縮期血圧 120〜139 mmHg または拡張期血圧 80〜89 mmHg）
Grade 2	ステージ 1 の高血圧（収縮期血圧 140〜159 mmHg または拡張期血圧 90〜99 mmHg）; 内科的治療を要する; 再発性または持続性（≧24 時間）; 症状を伴う>20 mmHg（拡張期圧）の上昇または以前正常であった場合は>140/90 mmHg への上昇; 単剤の薬物治療を要する 小児: 再発性または持続性（≧24 時間）の>ULN の血圧上昇; 単剤の薬物治療を要する
Grade 3	ステージ 2 の高血圧（収縮期血圧≧160 mmHg または拡張期血圧≧100 mmHg）; 内科的治療を要する; 2 種類以上の薬物治療または以前よりも強い治療を要する 小児: 成人と同じ
Grade 4	生命を脅かす（例: 悪性高血圧，一過性または恒久的な神経障害，高血圧クリーゼ）; 緊急処置を要する 小児: 成人と同じ
Grade 5	死亡

病的な血圧の上昇; 140/90 mmHg を超える血圧が複数回確認される

栓性の微小血管障害を介して糸球体障害を引き起こすことから，腎機能障害自体も高血圧を助長する機序として考えられている．ただし多くの VEGF 阻害薬による高血圧症が抗がん剤投与の終了後に軽快することを考えると，一酸化窒素の産生低下のような可逆性の機序による説明を主にするほうが臨床的には納得しやすい．

　VEGF 阻害薬に伴う高血圧症でコンサルテーションを受けた場合，もっとも大切な点は「高血圧症のために治療中断をすることがないように」という点である．確かに循環器内科医にとって高血圧症はマネージメントに苦慮することが少なくなりつつある疾患ではあるが，VEGF 阻害薬に伴う高血圧症では CTCAE グレード 3 の高血圧症すなわち収縮期血圧が 160 mmHg を超えるような高血圧症をきたす例が多い．一方抗がん剤を投与する現場においては投与前の血圧が高い場合にはしばしば抗がん剤の投与が延期・中止されることがある．そのため高血圧症に対する治療介入が不十分であると，不用意な治療の中断をきたしてしまうことがある．特に高血圧をきたす例のほうが抗がん剤の治療効果も高いという報告もあることから❺，できる限り投与の中断は避けたい．さらに VEGF 阻害薬に伴う高血圧症における降圧剤の治療反応性は高いことも知られている．以上のような

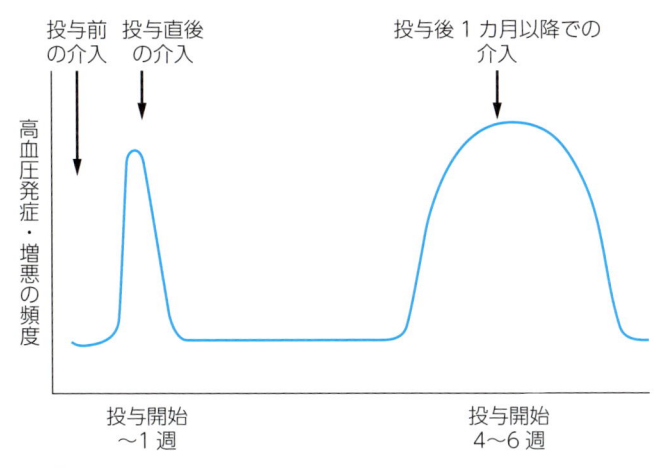

図1 VEGF 阻害薬使用に伴う高血圧のタイミング

観点からコンサルテーションを受けた場合には積極的かつ十分な介入が必要になる．また VEGF 阻害薬に伴う高血圧は経験的に投与開始直後（1 週間以内）と投与開始 1 カ月以降の時点で発症・増悪を認めることが多い 図1 ．したがって腫瘍循環器外来では以下の 3 ポイントにおける評価が重要である．

1. 投与前に十分降圧治療が行われているかどうかの評価
2. 投与直後 1 週間以内の高血圧の発症・増悪がないかの評価
3. 投与開始 1 カ月後以降の遅発性の高血圧発症・増悪がないかの評価

いずれの場合においても，治療ターゲットは収縮期血圧 140 mmHg 以下，拡張期血圧 90 mmHg 以下を目標にする．

以上の観点から，当院では特に高血圧症の発症頻度の高いレンバチニブの投与時には 図2 のようなプロトコールを用い，ABPM なども併用して積極的な高血圧症のスクリーニングと治療介入を行っている．レンバチニブの場合は，高血圧症は抗がん剤投与の直後から発生することが多く，また抗腫瘍効果とも並行する❺というふうに考えられている．したがって初回投与の入院中から綿密なフォローアップを行い，患者さんには高血圧症は抗がん剤が効果を発揮している一つの兆候ですよというふうに話をして治療を受け入れてもらうように心がけている．

VEGF 阻害薬使用に伴う高血圧症の治療に対してはファーストラインの治療としては他よりもエビデンスが豊富な ACE や ARB を考慮するべきである❻．また

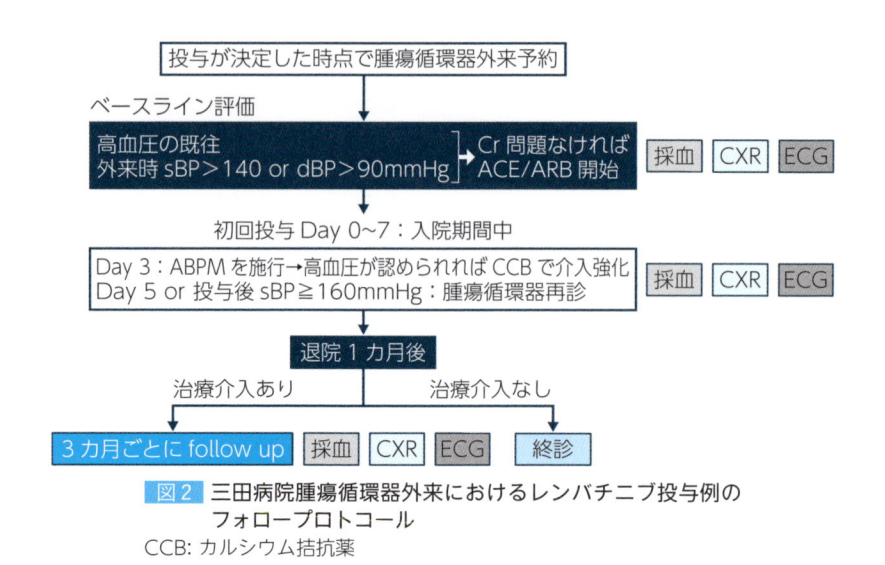

図2 三田病院腫瘍循環器外来におけるレンバチニブ投与例の
フォロープロトコール
CCB: カルシウム拮抗薬

ACE は特に微小循環の変化や一酸化窒素の産生低下を抑える作用も期待できることから，VEGF 阻害薬に伴う高血圧発症の薬理学的機序の観点からも投与が推奨される[7]．さらに転移性の腎細胞がんでの知見であるが，抗がん剤の治験のデータをメタ解析したところ，ACE や ARB などのレニン・アンギオテンシン系を阻害する降圧剤を使用していた群は，そのほかの降圧剤を使用したり，降圧剤を使用しなかった群と比較して予後が良好であった．さらに VEGF 阻害薬を使用していた群ではその傾向が顕著であったことが知られていることからも，ただの降圧効果以上の効果を発揮する可能性が期待されている[8] 図3 ．

レニン・アンギオテンシン系の降圧剤をファーストラインとして投与開始後も高血圧が遷延している場合，特に収縮期血圧が 160 mmHg 以上もしくは拡張期血圧が 100 mmHg 以上となる場合には，さらなる治療強化が必要となる．セカンドラインの治療薬としては経験的には即効性があり血管拡張作用を持つカルシウム拮抗薬を用いる場合が多い．ただしカルシウム拮抗薬に関しては特に抗がん剤との相互作用に気をつける必要がある．特に非ジヒドロピリジン系のカルシウム拮抗薬（ベラパミルなど）は現在では高血圧症の治療薬としては使用される頻度は低いものの，チトクロム P450 の阻害作用を介して一部の VEGF 阻害薬の血中濃度を上昇させることがあるため使用を避けるべきである[9]．

JCOPY 498-13438

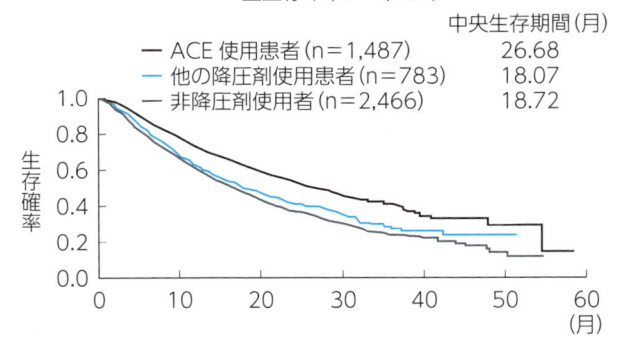

全生存率（N＝4,736）

	中央生存期間（月）
― ACE 使用患者（n＝1,487）	26.68
― 他の降圧剤使用患者（n＝783）	18.07
― 非降圧剤使用者（n＝2,466）	18.72

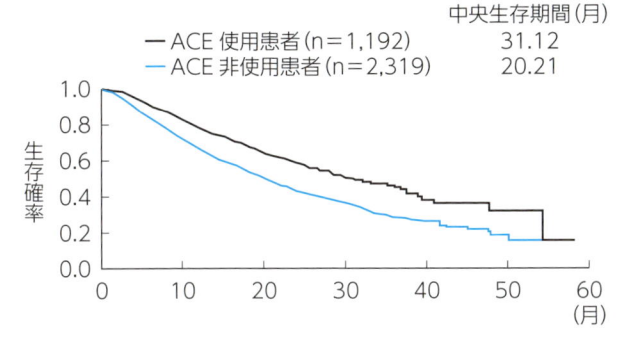

VEGF 投与例における生存率（N＝3,511）

	中央生存期間（月）
― ACE 使用患者（n＝1,192）	31.12
― ACE 非使用患者（n＝2,319）	20.21

図3 レニン・アンギオテンシン系を抑制したほうが転移性腎細胞がんの予後は改善する
ACE: アンギオテンシン阻害薬
（McKay RR, et al. Clin Cancer Res. 2015; 21: 2471-9[9]）

📖 文献

❶ Li W, Croce K, Steensma DP, et al. Vascular and metabolic implications of novel targeted cancer therapies: focus on kinase inhibitors. J Am Coll Cardiol. 2015; 66: 1160-78.

❷ Mayer EL, Dallabrida SM, Rupnick MA, et al. Contrary effects of the receptor tyrosine kinase inhibitor vandetanib on constitutive and flow-stimulated nitric oxide elaboration in humans. Hypertension. 2011; 58: 85-92.

❸ Dhaun N, Webb DJ. Receptor tyrosine kinase inhibition, hypertension, and proteinuria: is endothelin the smoking gun? Hypertension. 2010; 56: 575-7.

❹ Kamba T, McDonald DM. Mechanisms of adverse effects of anti-VEGF therapy for cancer. Br J Cancer. 2007; 96: 1788-95.

❺ Rini BI, Cohen DP, Lu DR, et al. Hypertension as a biomarker of efficacy in patients with metastatic renal cell carcinoma treated with sunitinib. J Natl Cancer Inst. 2011; 103: 763-73.

Question 10 VEGF 阻害薬による高血圧症のフォロー方法はどのようにすればよいでしょうか？

⑥ Wu S, Chen JJ, Kudelka A, et al. Incidence and risk of hypertension with sorafenib in patients with cancer: a systematic review and meta-analysis. Lancet Oncol. 2008; 9: 117-23.

⑦ Pande A, Lombardo J, Spangenthal E, et al. Hypertension secondary to anti-angiogenic therapy: experience with bevacizumab. Anticancer Res. 2007; 27: 3465-70.

⑧ McKay RR, Rodriguez GE, Lin X, et al. Angiotensin system inhibitors and survival outcomes in patients with metastatic renal cell carcinoma. Clin Cancer Res. 2015; 21: 2471-9.

⑨ Yeh ET, Bickford CL. Cardiovascular complications of cancer therapy: incidence, pathogenesis, diagnosis, and management. J Am Coll Cardiol. 2009; 53: 2231-47.

症候別各論

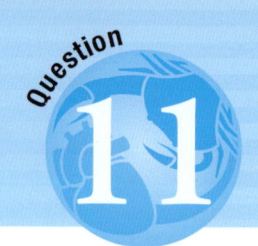
心筋障害発生時の改善を期待して投与できる薬剤と，抗がん剤の中止・減量はどのように考えればよいでしょうか？

まとめ

- 心筋障害を起こす薬剤の使用により患者は心不全のステージ A の段階にあると考えることもできるが，盲目的な一次予防の介入は推奨されず，まずは心血管障害の危険因子の管理が重要である
- アントラサイクリン系抗がん剤やトラスツズマブ以外では，有用なバイオマーカーが確立していないことから，早期発見・介入が難しい例が多い
- 左室収縮率低下や心不全を起こした例であっても，抗がん剤の中止は勧告しにくい状況が多いため，腫瘍専門医と連携して，他の手段への変更や薬剤の減量も含めた介入を検討する必要がある

抗がん剤治療に伴う心筋障害に対する薬剤投与・対処法の意義には，
1. 心筋障害発生の予防のため（一次予防）
2. 心筋障害発生時に障害の進展予防や改善効果が期待できる
3. 心筋障害が進行し心不全を発症した際の対応のため

の 3 種類がある．各薬剤ごとの詳細は各項に譲り，本項では腫瘍循環器における共通した概念と考え方に関して述べる．

よく知られているように，心不全は現在 ACCF/AHA 心不全ガイドラインにおいてステージ A から D までの段階に分類されている 図1 ．そのうち無症候性で

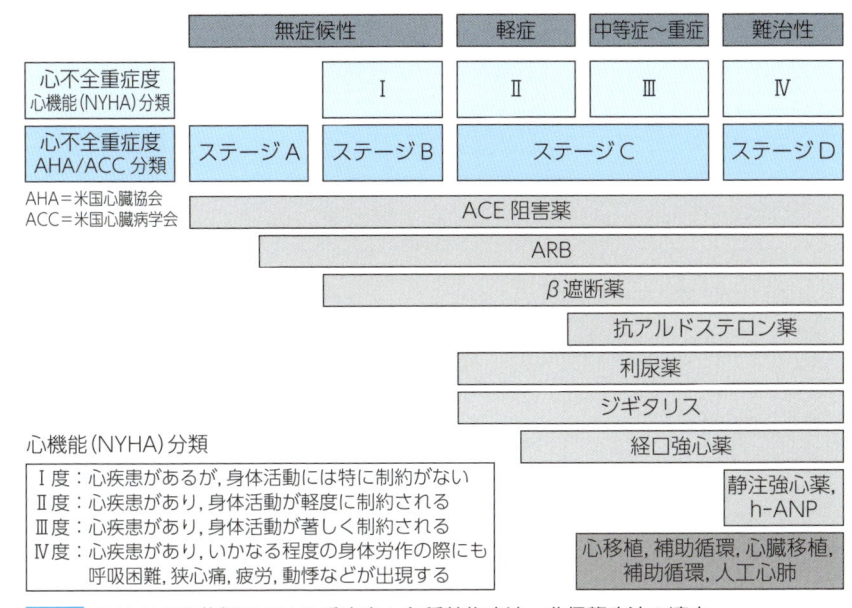

	無症候性	軽症	中等症〜重症	難治性
心不全重症度 心機能(NYHA)分類		I	II	III	IV
心不全重症度 AHA/ACC 分類	ステージ A	ステージ B	ステージ C	ステージ D

AHA＝米国心臓協会
ACC＝米国心臓病学会

ACE 阻害薬
ARB
β遮断薬
抗アルドステロン薬
利尿薬
ジギタリス
経口強心薬
静注強心薬, h-ANP
心移植, 補助循環, 心臓移植, 補助循環, 人工心肺

心機能(NYHA)分類
I度：心疾患があるが，身体活動には特に制約がない
II度：心疾患があり，身体活動が軽度に制約される
III度：心疾患があり，身体活動が著しく制約される
IV度：心疾患があり，いかなる程度の身体労作の際にも
　　　呼吸困難，狭心痛，疲労，動悸などが出現する

図1 AHA/ACC 分類における重症度と各種薬物療法・非侵襲療法の適応

ある Stage A/B は以下のように定義される．

● ステージ A: 高血圧や糖尿病・冠動脈疾患などのリスク因子はあるが，心筋や心膜および弁機能に器質的心疾患がなく，症状のない状態．

● ステージ B: 左室肥大や心拡大，心機能低下，弁膜症，心筋梗塞の既往などの構造的異常が出現しているが，症状のない状態．

この定義からすると，アントラサイクリン系抗がん剤など 表1 に示す左心不全を引き起こすリスクを持っている薬剤を使用する例は，心不全のリスク因子を包含していることから，すべからくステージ A の心不全の状態と考えることができる．

一般的な心不全加療のエビデンスから言えば，心不全のリスクが高い群に対しては，早期からの ACE 阻害薬もしくは ARB の投与が推奨される．したがって，これらのリスクが高い抗がん剤使用時においては一次予防薬の使用を考慮するべきなのであろうか．

エビデンスの有無から言うと，左室機能障害を起こしうる薬剤であるからといって，全症例に予防的に投与するのは時期尚早である．エビデンスは散発的に

表1 がん治療薬による左心不全発症頻度

製剤名	%	製剤名	%	製剤名	%
アントラサイクリン系 （用量依存性あり）		代謝拮抗薬		チロシンキナーゼ阻害薬 （低分子化合物）	
ドキソルビシン		クロファラビン	27	スニチニブ	2.7〜19
400 mg/m^2	3〜5	微小管阻害薬		パゾパニブ	7〜11
550 mg/m^2	7〜26	ドセタキセル	1.3〜13	ソラフェニブ	4〜8
700 mg/m^2	18〜48	パクリタキセル	<1	ダサチニブ	2〜4
イダルビシン （>90 mg/m^2）	5〜18	抗体製剤		イマチニブ	0.2〜2.7
エピルビシン （>900 mg/m^2）	0.9〜11.4	トラスツズマブ	1.7〜20.1	ラパチニブ	0.2〜1.5
ミトキサントロン （>120 mg/m^2）	2.6	ベバシズマブ	1.6〜4	ニロチニブ	1
リポゾーマル化 ドキソルビシン （>900 mg/m^2）	2	ペルツズマブ	0.7〜1.2	mTOR 阻害剤	
		プロテアソーム阻害薬		エベロリムス	<1
アルキル化剤		ボルテゾミブ	2〜5	テムシロリムス	<1
シクロホスファミド	7〜28	カルフィルゾミブ	11〜25		
イフォスファミド					
<10 g/m^2	0.5				
12.5〜16 g/m^2	17				

(Zamorano JL, et al. Eur J Heart Fail. 2017; 19: 9-42[2]を改変)

認められるようになっているものの，まだ不十分であり，先の項でも述べた通り PRADA 試験においてはカンデサルタンとメトプロロールを 2×2 で群分けして 投与したところ，カンデサルタン投与群では LVEF の低下抑制効果が認められ た[3]．β遮断薬に関しても，CECCY 試験においてカルベジロールを乳がんのドキ ソルビシン投与患者に対して予防的に使用したところ，トロポニン I 値の上昇お よび左室拡張機能不全の発現が抑制されたという報告がある程度である[4]．しか し，潮流としてはハイリスク例を同定し，それに対して ACE-I や ARB もしくは β遮断薬などを予防的に投与することで心筋障害を防ぐエビデンス創出を目指す

方向になっている.

　いずれにせよ重要なのは，高血圧や糖尿病・高脂血症など，抗がん剤使用と並行して心血管障害の危険因子となり得る因子を持つ場合には，それに対する治療をしっかり行うことである．当たり前の生活習慣管理であるが，循環器内科医が中心となってこれらのリスクのマネジメントを行う意義は大きい．

　次に心筋障害発生時の障害の進展予防や改善効果が期待できる薬剤に関してであるが，例えばアントラサイクリン系使用時の心筋障害の進展予防に関しては，ACE-I に関してはトロポニン I が上昇した例に対してエナラプリルを投与したところプラセボと比較して LVEF の低下で定義された心筋障害の発症を抑制したエビデンスが知られている[5]．しかしアントラサイクリン系におけるトロポニン I や，トラスツズマブにおける GLS のように，心筋障害の進展を定量化できるマーカーがある場合にはよいが，チロシンキナーゼ阻害薬やプロテアソーム阻害薬による心筋障害は，短期間で進行する場合が多く，また心不全を起こす場合も左室収縮障害ではなく拡張障害による心不全である場合もあるため[6]，残念ながら進展予防を行うためのスクリーニングが困難である場合も多い．
　一般的に cancer therapeutics-related cardiac dysfunction (CTRCD) の基準としては現在のところ，

　　　LVEF が 10%以上の低下を示し，かつ LVEF≦53%[7]

という基準が最も用いられているが，これは必ずしも薬剤を中止する基準ではなく，あくまでも薬剤性の左室機能障害と判断する基準の一つにすぎない．また，循環器内科へのコンサルトが推奨される潜在性心機能障害の判断基準としては，LVEF>53%であった場合でも，LVEF の 10%以上の低下が認められた場合や，Δ |GLS|>15%の低下を示す場合もしくはトロポニン I 陽性例，というものが提言されているが，前述の通りこれらの基準はあくまでもアントラサイクリン系抗がん剤やトラスツズマブの事例を参考にしているものであり，個々の薬剤における評価基準は定まっていない点が難しい[8]．したがって，くり返し述べるが特に左室収縮障害の進行が早い例が多いチロシンキナーゼ阻害薬の例や，心不全を起こしたとしても拡張障害が主体であるプロテアソーム阻害薬の例[6]では，なかなか左室機能機能障害の進行途中に同定することが難しく，心不全を起こしてから初めて顕在化する場合が多いことを知っておく必要がある．

また，心筋障害が進行し心不全を発症した際の対処法であるがアントラサイクリン系抗がん剤の項にも書いた通り，高度の心筋障害・左室収縮不全を発症し心不全に至った症例，すなわち Stage C まで至った症例に関しては，基本的には他の収縮障害による心不全と同様の治療，すなわち ACE/ARB＋β遮断薬に加え，LVEF＜35％の例ではアルドステロン拮抗薬の使用を検討し，必要時には利尿薬を追加することが基本方針となる．ただしアントラサイクリン系抗がん剤の場合には多くの場合はアントラサイクリン系抗がん剤自体による治療が終了した後に心機能低下が問題になるのに対し，トラスツズマブおよびチロシンキナーゼ阻害薬などの使用に伴う心筋障害は，まさにその抗がん剤による治療中に心機能低下を起こしてくることが多い．その際には，腫瘍専門医と循環器内科医が協力しながら以下の3パターンのうちのいずれかの対処方法をとることになるであろう．

① 抗がん剤を中止，投与薬剤変更を行う
② 心不全治療薬を使用しながら抗がん剤を使用する
③ 心不全治療薬を使用しながら抗がん剤を減量する

　心臓だけをみれば，①の中止を行うことができれば最も効果的であろう．さらにチロシンキナーゼ阻害薬による心筋障害は早期に中止すれば可逆性であることから，改善効果も高いことが期待される．一方で，こういった分子標的薬はがん特異的に使用されている例が多いことから，治療法を中止・変更は即座にがんとの闘いの終焉を意味し得ることを，循環器内科医もわきまえなければならない．抗がん剤使用後に左室駆出率が減少したとしても，がんを治療する腫瘍専門医からすると，抗がん剤の他の選択肢がない場合があるため，どこまで左室機能が低下すれば抗がん剤を中止せざるを得ないかに関しては，両者で十分にコンセンサスを得る必要がある．

　例えば，乳がんの術後にアジュバントでトラスツズマブを使用している場合と，再発・遠隔転移例においてトラスツズマブを使用している場合では，中止時のがん進行リスクは後者のほうが圧倒的に高いことから，中止の判断基準も変わってくる．筆者の経験では，前者は LVEF が50％を切った段階で主治医がトラスツズマブの中断を決断しやすいのに対し，後者の場合には，循環器内科で ACE 阻害薬やβ遮断薬を用い，利尿薬も含めた心不全管理をして，それでも左室機能障害が進行性に悪化したり，症候性の心不全を引き起こすまでは，継続して治療する場合が多い．そのような観点からみると，実は一定の基準で中止基準を設け

JCOPY 498-13438

ることがいかに難しいかが理解できるであろう．次に実例を示すので臨床的判断を行う参考とされたい．

▶ 症例——34歳男性　肉腫再発例

　4年前に骨盤内肉腫（線維形成性小細胞腫瘍）の診断を受け，進行性の悪性軟部腫瘍であることから，以後減量手術だけではなく化学療法（P6療法: シクロホスファミド＋ドキソルビシン＋ビンクリスチン＋イホスファミド＋エトポシド）をはじめとした抗がん剤治療が行われてきた．しかし奏効が得られず，その後トラベクテジン・ゲムシタビン・エンブリンなどが用いられてきたが，多発転移と病勢の進行を認めたため3カ月前よりパゾパニブを使用開始した．

　パゾパニブ導入は他院で行われていたため，ベースラインの心エコーは測定されていなかったものの，BNPの上昇と息切れを認めたため，腫瘍循環器外来にコンサルトがあった．心エコーを施行したところ左室収縮率の著明な低下(38.7％)を認めた．ベースラインのデータはなかったが，心筋壁の菲薄化は認めず高血圧の合併も認められたため，ドキソルビシンなどの遅発性心筋症よりは，TKIの心筋障害を疑った．心不全を呈しているものの，主治医と相談したところ，現行のパゾパニブ以外に治療の選択肢がないということから，心筋障害を抑制し随伴して増悪因子となる高血圧のコントロールをするため，ARB＋β遮断薬（イルベサルタン200 mg＋カルベジロール10 mg）の投与に加え，一過性にカルシウム拮抗薬（アゼルニジピン16 mg）の投与も行った．同時に，心筋障害の進行を抑制するため，パゾパニブも600 mg/dayから400 mgに減量した．それでも左室収縮率がさらに31.6％まで低下し，BNPの上昇も認めたため，200 mgまで減量したところ，図2 に示したとおり，その後は左室収縮能も改善傾向を認め，結果的に半年間はパゾパニブを継続し，治療を続行することができた．完全には左室収縮能も改善しなかったが，パーシャルな改善効果は心不全への治療介入と，薬剤の減量によって得られたと考えられた．

　このように，実際の症例は心臓だけをみて左室収縮率が低下しているから薬剤を中止すればよいというような簡単なものではない．本症例は最終的に残念ながら亡くなったが，左室収縮率低下時点で治療を中断していたら，さらに転帰は短かったと想像される．エビデンスのない領域で，常にどの方法が最善か，本当

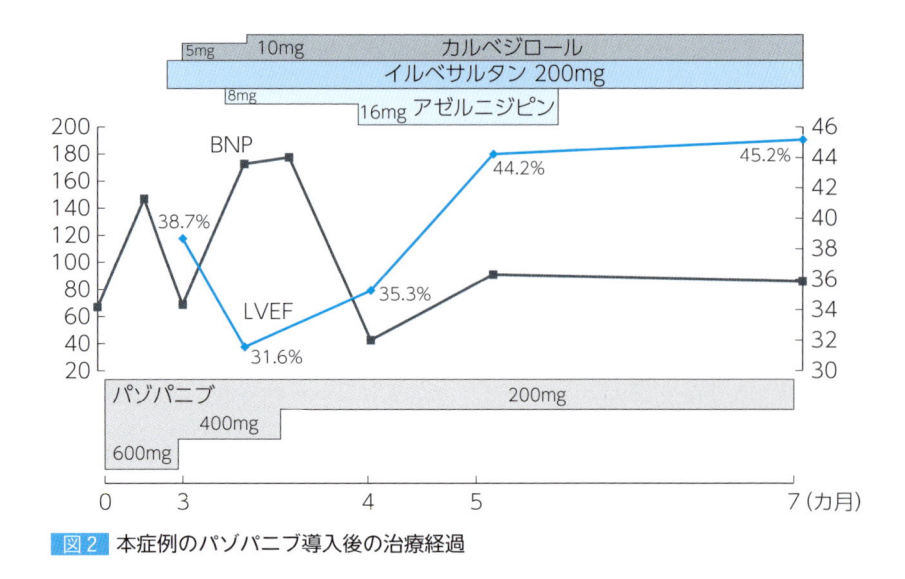

図2 本症例のパゾパニブ導入後の治療経過

に薬剤を中断してよいのかは，常に循環器内科医と腫瘍専門医が討議して，最良の方法を模索していかなくてはならない．

📖 文献

❶ Yancy CW, Jessup M, Bozkurt B, et al.; Writing Committee Members. 2013 ACCF/AHA guideline for the management of heart failure: a report of the American College of Cardiology Foundation/American Heart Association Task Force on practice guidelines. Circulation. 2013; 128: e240-327.

❷ Zamorano JL, Lancellotti P, Rodriguez Muñoz D, et al. 2016 ESC Position Paper on cancer treatments and cardiovascular toxicity developed under the auspices of the ESC Committee for Practice Guidelines: The Task Force for cancer treatments and cardiovascular toxicity of the European Society of Cardiology (ESC). Eur J Heart Fail. 2017; 19: 9-42.

❸ Gulati G, Heck SL, Ree AH, et al. Prevention of cardiac dysfunction during adjuvant breast cancer therapy (PRADA): a 2×2 factorial, randomized, placebo-controlled, double-blind clinical trial of candesartan and metoprolol. Eur Heart J. 2016; 37: 1671-80.

❹ Avila MS, Ayub-Ferreira SM, de Barros Wanderley MR Jr, et al. Carvedilol for prevention of chemotherapy-related cardiotoxicity: the CECCY trial. J Am Coll Cardiol. 2018; 71: 2281-90.

❺ Cardinale D, Colombo A, Sandri MT, et al. Prevention of high-dose chemo-therapy-induced cardiotoxicity in high-risk patients by angiotensin-convert-ing enzyme inhibition. Circulation. 2006; 114: 2474-81.

❻ Cornell RF, Ky B, Weiss BM, et al. Prospective study of cardiac events during proteasome inhibitor therapy for relapsed multiple myeloma. J Clin Oncol. 2019; 37: 1946-55.

❼ López-Fernández T, Martín García A, Santaballa Beltrán A, et al. Cardio-onco-hematology in clinical practice. Position paper and recommendations. Rev Esp Cardiol (Engl Ed). 2017; 70: 474-86.

❽ Plana JC, Galderisi M, Barac A, et al. Expert consensus for multimodality imag-ing evaluation of adult patients during and after cancer therapy: a report from the American Society of Echocardiography and the European Associa-tion of Cardiovascular Imaging. Eur Heart J Cardiovasc Imaging. 2014; 15: 1063-93.

心筋障害発生時の改善を期待して投与できる薬剤と、抗がん剤の中止・減量はどのように考えればよいでしょうか？

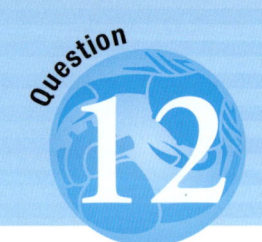

12

がんの患者さんの心房細動は
どのようなことに注意して
マネジメントすればよいでしょうか？

まとめ

● 周術期の心房細動は特に胸部手術で問題になり予後にも影響を与えるが，レートコントロールのみで対処する場合が多い．また術前でのBNP上昇や拡張障害の存在も心房細動発症のリスクとなる

● イブルチニブは他の薬剤と比較して薬剤性心房細動の頻度が高いため，使用開始半年間は定期的なモニタリングが推奨される

● がん患者に合併した心房細動では出血と抗凝固のリスク−ベネフィットが一般と異なるため，それを念頭に置いた管理が必要である

　一般的にがん患者においては心房細動の有病率が高く❶，また興味深いことに心房細動患者においては逆にがん（結腸直腸がんや乳がん）の有病率が高いことも知られており，がんと心房細動の関連性は注目されるようになっている❷❸．

　がん患者の心房細動において問題になるポイントは，

① 周術期に発生する心房細動

② 化学療法の副作用として発生する心房細動

③ がん患者に心房細動が合併した場合の抗凝固療法

の3つである．ただしがん末期の場合には，全身状態が悪化し悪液質・炎症反応高値などが不整脈を惹起し，コントロールも困難で意義も少ない状態にあるため，循環器内科による介入を行う余地は少ない．また末期には腎機能・肝機能が低下していることや，薬物の代謝のことを考慮すると，レートコントロールで

JCOPY 498-13438

あっても一様に薬剤を使用することは推奨されない．したがって，本項では末期の状態に関しては扱わず，循環器内科へのコンサルテーションの頻度の多い ①②③ に関して述べていく．

まず ① の周術期に発生する心房細動であるが，2 つの発症機序があり，肺がんや食道がんなどの胸部術後にみられる手術操作による器械的刺激に伴う心房細動[4][5]と，もともと高リスク患者において周術期におけるストレスが引き起こす心房細動があげられる．

器械的刺激に伴う心房細動は多くの場合は一過性であるが，肺がんの手術の場合であれば大規模コホートからの報告では 12.6％と発生率が高く[4]，高齢で拡大手術になるほどリスクが高いことがわかっている．また肺がん手術の場合には術中の心房細動の発生は術後死亡率や入院期間・集中治療室の増加と関連し，予後不良因子に数えられている[6]．特に術前の BNP/NT-proBNP の高い例や，心エコー検査上で左室拡張障害を示唆する所見（E/e'＞8）を認める場合には周術期に心房細動を合併する例が多いため，注意が必要である[7][8]．

術中に発生した心房細動の治療にあたってはレートコントロールが主体になるが，心房細動の発症間もない時点では頻拍を伴っている場合が多い．その場合はまず，脱水がないか，疼痛コントロールが十分にできているかを確認したうえで介入する必要がある．両者に問題がなくとも頻拍発作が持続する場合には，レートコントロールはジゴキシンやベラパミルでは困難なケースが多いことから，塩酸ジルチアゼム（ヘルベッサー®）や短時間作用型の $\beta1$ ブロッカーであるランジオロール塩酸塩（オノアクト®）の持続静注が有効である例がある[9]．手術直後の場合には出血の状態次第であるが，抗凝固療法を行うことがためらわれるケースがあるため，塞栓症の発症リスクを必ず主治医から説明してもらう必要がある．電気的除細動による管理は，洞調律にいったん戻ってもすぐに再発する場合が多いことから，あまり有効でないことが多い．薬物的なリズムコントロールに関しては報告が少ないが，海外からはアミオダロンを心房細動の発症予防に用いたものがあり，肺がんの術直後に 20 分間かけて 300 mg を静脈内投与し，その後に経口で 600 mg を 1 日 2 回 5 日間投与すると，心房細動のリスクが23％減少したと報告されている[10]が，著者には抗不整脈の予防投与の経験は今のところない．

次に，もともと高リスク患者における周術期ストレスが引き起こす心房細動で

表1　がん患者における心房細動の危険因子

背景因子	既往・病歴	検査所見	治療関連因子
高齢（＞70歳） 男性	がんの進行 全身状態の悪化 高血圧の既往 発作性心房細動の病歴 術後の頻拍 発作性心房細動の既往	BNP/NT-proBNP の上昇 異所性心房調律 心エコーでの E/e'>8 心拍変動の低下 平均心拍数の低下	長い手術時間 手術合併症 術後の輸血 肺がんの肺切除範囲 食道再建での結腸導管

(Farmakis D, et al. J Am Coll Cardiol. 2014; 63: 945-53[12]を改変)

あるが，特にハイリスクなものとして，腹部・胸部・頭蓋内の周術期における心房細動の発症頻度が高いことが知られている[11]．また死亡率や入院期間の延長などのエンドポイントにも影響を与えることから，周術期におけるハイリスク患者の管理には注意が必要である．また手術箇所以外の要因として　表1　に示すようなものが危険因子としてあげられる．

　多くのがん手術において，特に心房細動により心不全の発症リスクが上昇することが想定される場合には，周術期のモニタリングを含めて，心房細動のアセスメントと早期介入を行いやすいコンサルテーション形態をとることが望ましい．

　次に②の化学療法の副作用として発生する心房細動であるが，古くからシスプラチン・5-FU・ドキソルビシン・パクリタキセル・ドセタキセル・イホスファミド・ゲムシタビン・ミトキサントロンなどが心房細動の発症リスクになると報告されている．また支持療法の中でもオンダンセトロンなどの制吐薬やステロイド使用時には電解質異常を引き起こすことがあるため，心房細動発症の誘因となることに注意が必要である[12]．また前立腺がんに用いられるアビラテロンは血中テストステロンを低下させる作用があり，ステロイドと一緒に用いられるが，鉱質コルチコイド作用やQT延長作用などにより心房細動の発症リスクが高い[13]．しかし，昨今もっとも心房細動の発症に注意が必要な薬剤は分子標的薬であるイブルチニブである．イブルチニブは慢性リンパ性白血病に対して一次治療として今後用いられる可能性が高い薬剤であるが，高齢者に用いた場合には17％に心房細動を新規発症させ，若年者に用いた際にも発症リスクを増加させることが知られている[14,15]．一方でイブルチニブは消化管出血や頭蓋内出血などの

表2 がん患者における心房細動治療のポイント

1. **出血と抗凝固のリスク-ベネフィットの検討**
   - （ア）消化管がん・血液がんなどの出血リスクが高いがん種や，抗がん剤使用による血球減少に伴う出血リスクの増加を認識する
   - （イ）血栓発症リスクの高いがん種（膵がん・卵巣がん・肺がん・肝臓がん）を認識する
   - （ウ）血栓発症リスクの高い治療法（シスプラチン・5-FU）・支持療法（エリスロポエチンやG-CSF）を認識する
2. **抗がん剤と抗凝固療法の相互作用を意識する**
   - （ア）フルオロウラシル系抗がん剤との併用でワルファリンの抗凝固作用が増強する
   - （イ）CYP3A4 への作用により DOACs の効果に影響が出る可能性あり
3. **抗がん剤と抗不整脈薬の影響を意識する**
   - アミオダロンやベプリジルなどの QT 延長作用を強く持つ薬剤は，同じく QT 延長作用が強い抗がん剤と併用する際には注意する

出血の合併症のリスクを上昇させることも知られていることから，治療法としてはレートコントロール＋抗凝固療法は躊躇されることが多く，アスピリンの使用が行われている報告[16]もある．したがって発症頻度の高い治療開始 6 カ月間はしっかりモニタリングを行い，心房細動が発症した場合には積極的なリズムコントロールもしくはカテーテルアブレーションを考慮したほうがよい．なお心房細動の発症リスクが高い群は一般的な心房細動発症リスクに一致しており，男性・高齢・肥満・高血圧・心不全の既往などが関与[16]するので，それらの例は血液内科と循環器内科が投与前よりベースラインの心機能や心房細動発症時の心不全発症リスクについて事前にフォローアップ方法について協議することが望ましい．

　最後に ③ のがん患者に心房細動が合併した場合の抗凝固療法であるが，一般的にがん自体が血栓形成促進状態であるため，血栓塞栓イベントのリスクはさらに高まることが知られている．一方で，抗凝固療法を使用した際の出血合併症も増加することが知られており，血栓塞栓症へ使用した例ではあるものの，ワルファリン投与による出血リスクは 6 倍になるという報告もある[17]．また DOACs に関しては，16 章で述べるように静脈血栓塞栓症に関するランダム化比較試験でのエビデンスはあるものの，心房細動における予防投与でのリスク-ベネフィットを勘案した報告は乏しい．また血栓リスク評価においても CHADS 2 スコアは，がん診断時から心房細動を合併している例には有効であるが，がん診断後に新規発症した心房細動に関しては有効ではないとされており，がん自体が交絡因子に

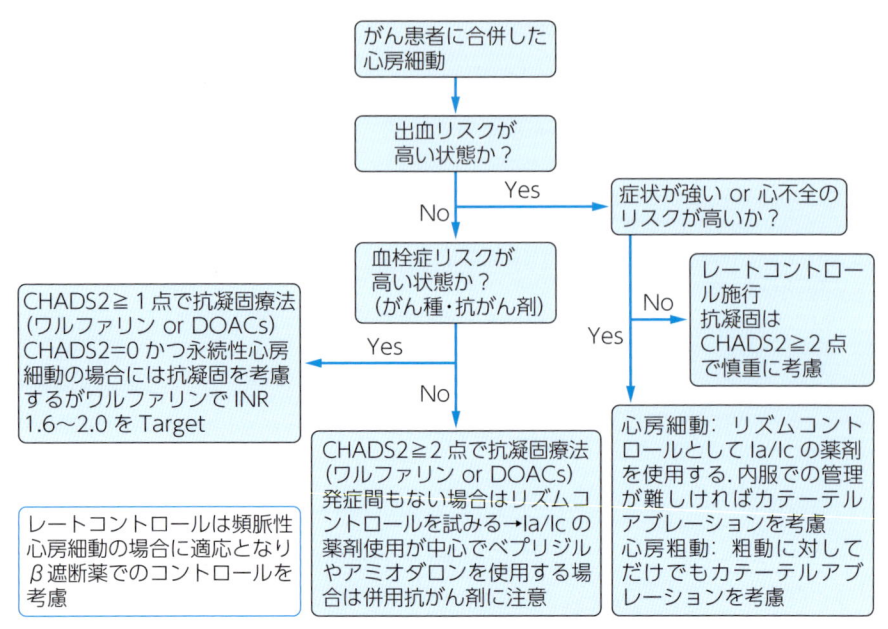

図1 三田病院におけるがん患者に合併した非周術期の心房細動の治療方針

なっていることが予想される[1].

　以上のことから，がん患者に合併した心房細動に対してほかの患者と同様にCHADS2 や CHA2DS2-VASc だけで抗凝固療法の適応を決めることは避けるべきであり，原則的には個別の対応を行うことになるが， 表2 にまとめたようなポイントを意識して適応を決めるべきである．

　以上のポイントを考慮しながらまとめた当院における非周術期の心房細動の治療方針を 図1 に示す．出血リスクおよび血栓症リスクを意識し，個別の対応が必要になることが理解できると思う．

📖 文献

❶　Hu YF, Liu CJ, Chang PM, et al. Incident thromboembolism and heart failure associated with new-onset atrial fibrillation in cancer patients. Int J Cardiol. 2013; 165: 355-7.

❷　Erichsen R, Christiansen CF, Mehnert F, et al. Colorectal cancer and risk of atrial fibrillation and flutter: a population-based case-control study. Intern Emerg Med. 2012; 7: 431-8.

❸ Guzzetti S, Costantino G, Vernocchi A, et al. First diagnosis of colorectal or breast cancer and prevalence of atrial fibrillation. Intern Emerg Med. 2008; 3: 227-31.

❹ Onaitis M, D'Amico T, Zhao Y, et al. Risk factors for atrial fibrillation after lung cancer surgery: analysis of the Society of Thoracic Surgeons general thoracic surgery database. Ann Thorac Surg. 2010; 90: 368-74.

❺ Bhave PD, Goldman LE, Vittinghoff E, et al. Incidence, predictors, and outcomes associated with postoperative atrial fibrillation after major noncardiac surgery. Am Heart J. 2012; 164: 918-24.

❻ Onaitis M, D'Amico T, Zhao Y, et al. Risk factors for atrial fibrillation after lung cancer surgery: analysis of the Society of Thoracic Surgeons general thoracic surgery database. Ann Thorac Surg. 2010; 90: 368-74.

❼ Nojiri T, Maeda H, Takeuchi Y, et al. Predictive value of preoperative tissue Doppler echocardiographic analysis for postoperative atrial fibrillation after pulmonary resection for lung cancer. J Thorac Cardiovasc Surg. 2010; 140: 764-8.

❽ Nojiri T, Maeda H, Takeuchi Y, et al. Predictive value of B-type natriuretic peptide for postoperative atrial fibrillation following pulmonary resection for lung cancer. Eur J Cardiothorac Surg. 2010; 37: 787-91.

❾ Nojiri T, Yamamoto K, Maeda H, et al. Efficacy of low-dose landiolol, an ultrashort-acting β-blocker, on postoperative atrial fibrillation in patients undergoing pulmonary resection for lung cancer. Gen Thorac Cardiovasc Surg. 2011; 59: 799-805.

❿ Riber LP, Christensen TD, Jensen HK, et al. Amiodarone significantly decreases atrial fibrillation in patients undergoing surgery for lung cancer. Ann Thorac Surg. 2012; 94: 339-44; discussion 345-6.

⓫ Bhave PD, Goldman LE, Vittinghoff E, et al. Incidence, predictors, and outcomes associated with postoperative atrial fibrillation after major noncardiac surgery. Am Heart J. 2012; 164: 918-24.

⓬ Farmakis D, Parissis J, Filippatos G. Insights into onco-cardiology: atrial fibrillation in cancer. J Am Coll Cardiol. 2014; 63: 945-53.

⓭ Barber M, Nguyen LS, Wassermann J, et al. Cardiac arrhythmia considerations of hormone cancer therapies. Cardiovasc Res. 2019; 115: 878-94.

⓮ Woyach JA, Ruppert AS, Heerema NA, et al. Ibrutinib Regimens versus Chemoimmunotherapy in Older Patients with Untreated CLL. N Engl J Med. 2018; 379: 2517-28.

⓯ Leong DP, Caron F, Hillis C, et al. The risk of atrial fibrillation with ibrutinib use: a systematic review and meta-analysis. Blood. 2016; 128: 138-40.

⑯ Wiczer TE, Levine LB, Brumbaugh J, et al. Cumulative incidence, risk factors, and management of atrial fibrillation in patients receiving ibrutinib. Blood Adv. 2017; 1: 1739-48.

⑰ Hutten BA, Prins MH, Gent M, et al. Incidence of recurrent thromboembolic and bleeding complications among patients with venous thromboembolism in relation to both malignancy and achieved international normalized ratio: a retrospective analysis. J Clin Oncol. 2000; 18: 3078-83.

90

JCOPY 498-13438

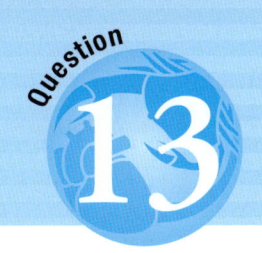

放射線治療関連の冠動脈疾患で
意識すべきなのはどのような点でしょうか?

まとめ

- ●特に若年時に胸部への放射線治療を受けたリンパ腫・左乳がん患者において放射線治療関連の冠動脈のリスクが高い
- ●冠動脈疾患は左冠動脈主幹部や右冠動脈入口部に好発し，通常の冠動脈疾患より予後不良である
- ●ハイリスク群の患者では5年ごとのフォローアップが推奨される

　放射線療法を受けたのちに長期生存している患者の数は近年増加の一方をたどっており，がんサバイバー全体の30%弱を占めるまでになっている[1]．そこで近年問題になっているのが，胸部への放射線治療後の晩期における心血管合併症の発症である．放射線療法はがん患者の生存率を大幅に改善する一方，健康な周辺組織への照射は避けられず長期的な副作用をもたらすことから，特に心血管系への合併症を総称して放射線関連心疾患（Radiation-Associated Cardiac Disease: RACD, Radiation-Induced Heart Disease: RIHD）とよぶようになっている．

　表1 に示したのは特に若年期に縦隔病変に対して胸部に放射線治療を受けることが多いホジキンリンパ腫と，胸部照射が行われる乳がんにおけるRACDのリスクを示したものである．総じて高い数値が報告されているが，特に25歳以下で放射線治療を受けたコホートに対して長期間追跡した研究では，60歳に至るまでに20%が虚血性心疾患を，また弁膜症や心不全も31%，11%に認められ，

表1 RACD を起こす代表的がん種のサバイバーにおける相対危険度

	ホジキンリンパ腫	乳がん
放射線関連心疾患	>6.3	2.0〜5.9
虚血性心疾患	4.2〜6.7	1〜2.3
弁膜症	8.4〜9.2	−
ペースメーカー植込み	1.9	−
うっ血性心不全	4.9	−
心臓死	2.2〜12.7	0.9〜2.0

(Lancellotti P, et al. J Am Soc Echocardiogr. 2013; 26: 1013-32[2], Ng AK. Br J Haematol. 2011; 154: 23-31[3]を改変)

狭心症のリスクも 2.7 倍になることが報告されている[4]．また，乳がんにおいては左右差も重要であり，心臓の位置する左乳房へ照射を受けた患者さんでは右側照射例と比較して 1.2 倍前後で心筋梗塞や心臓死のリスクが上昇することが知られている[5][6]．これらの長期観察における報告は両疾患の予後が改善してある程度の年月が経過したここ数年で飛躍的に増えているため，**今後ますます放射線治療後のサバイバーに対する冠動脈疾患を目にすることが多くなる**ことが予想される．一方で，これらのほとんどの研究は数十年前の放射線照射に基づいた有病率を報告しているため，できるだけ心臓を避けるようにプログラムされた最新のプロトコルを使用した際の有病率がどのように変化するかがわかるためには今後数年〜10 年にわたる観察が必要になる．

　現在までに判明しているリスク因子を次の **表2** に示す．

　特に 3 に示すように若年者において放射線照射を行った後に，遠隔期に心血管イベントを引き起こすリスクが高くなることが問題になる．その理由としては，若年者のほうが治療後の期間が長くなるということに加えて，放射線感受性が高いこともあげられる[4]．

　また放射線照射による影響は神経系や刺激電動系にも及ぶため，自律神経障害による頻拍や，脚ブロック（特に前胸部に位置する右脚ブロック）などを伴う場合がある．さらに狭心症が発生した際に神経障害のために胸痛を自覚しにくい場合があることも報告されている[7]．

表2 RACD のリスク因子

1. 前胸部・左胸部への放射線照射
2. 30 Gy を超える総線量
3. 50 歳未満への放射線照射
4. 1日2 Gy 以上の高線量
5. 心臓内および心臓近傍への照射
6. 遮蔽が十分でない場合，リニアックではなくコバルト照射の場合
7. 化学療法の併用（特にアントラサイクリン系抗がん剤）
8. 冠動脈疾患のリスク保因者（糖尿病・喫煙歴・肥満・中等度以上の高血圧・高脂血症）
9. 心血管疾患の既往

(Lancellotti P, et al. J Am Soc Echocardiogr. 2013; 26: 1013-32[2]を改変)

　また動脈硬化病変に関しては通常は照射後5〜10年で顕在化してくるが，病変部位には特徴があり，例えば乳がんに対する左胸部への照射の場合には右冠動脈近位部および左前下行枝や対角枝の中間部位に好発する．また一般的に前胸部への照射の場合には右冠動脈入口部および左冠動脈主幹部病変が好発するが，これは照射部位に加えて，シアストレスの多い入口部に内膜増殖が起こりやすいためと考えられている[8]．また頭頸部がんへの照射の場合にはしばしば脳梗塞のリスクとなりうる頸動脈の動脈硬化を引き起こすことがわかっている[9]．

　狭窄が入口部・主幹部病変に多いという点や，放射線治療後は周囲組織の線維化も進んでいるという事情から，放射線治療後の冠動脈形成術はカテーテルであっても心臓外科手術であっても通常よりも治療成績が悪いことが知られている[10]〜[12]．また放射線被ばくの増加はカテーテル治療後の長期的な結果の悪化と関連している[13]．ただし，放射線治療後であるからといってカテーテル治療の治療方針やデバイスを通常のものから変更するべきかどうかのエビデンスはないため，通常と同じく薬剤溶出性ステントを用い，治療後6カ月以上は抗血小板薬を2剤服用することが推奨されており，再狭窄リスクやステント内血栓症の発生頻度も通常と変わらないことが知られている[14]．また心臓外科手術の場合の適応決定に際しては，放射性肺臓炎による呼吸機能低下や，心膜炎に伴う心臓拡張能低下などがリスクになるため，放射線治療による他の合併症がないかどうかは慎重に評価を行う必要がある．さらに前胸部への照射後の場合には，内胸動脈にも狭窄病変を伴っている場合がある．したがって，最近は行われる頻度が減っている内胸動脈造影をあらかじめ行って，flow が得られることを確認しておくことが，

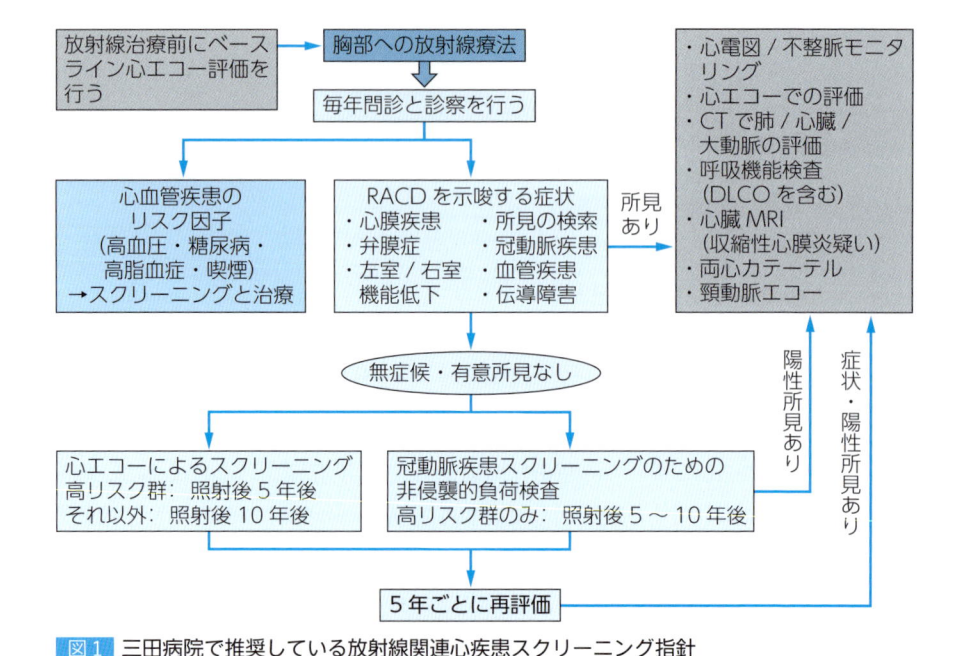

図1 三田病院で推奨している放射線関連心疾患スクリーニング指針
（Desai MY, et al. J Am Coll Cardiol. 2019; 74: 905-27[15]を改変）

手術内容を決定する上で重要である．

　最後に放射線治療後の患者に対する期待されるフォローアップ指針を **図1** に
示す．放射線治療後にはRACDとして冠動脈疾患だけではなく弁膜症や心膜炎お
よび伝導障害をきたすことを意識し，必要なモデリティでの検索を行う必要があ
る．主治医もしくは循環器医が息切れや胸痛などのRACDを示唆する所見の有無
や，心雑音の聴診を行いスクリーニングをかけるところから始め，特に所見がな
い場合においても **表2** に示すようなリスク因子をもつ患者においては照射後5
年をめどに心エコーやトレッドミル検査のような運動負荷試験を行い，5年ごと
の評価を行うことが推奨される．

　しかし現実問題としては，特に若年期のリンパ腫治療後の患者などではすでに
フォローされなくなっていることも多く，心筋梗塞や心不全を発症してから気づ
かれることも残念ながら多いのが現実である．一方，今後の展望では最近の放射
線照射の技術の向上により心臓へ当たる放射線量は減少傾向にあるため[16]，今後

の RACD の発症率は低下することが予想される．したがって，当面は 10〜20 年以上前に放射線治療を受けた RACD の患者数が一過性に増え，10 年のスパンでは減少傾向になっていくと期待される．

📖 文献

❶ Bryant AK, Banegas MP, Martinez ME, et al. Trends in radiation therapy among cancer survivors in the United States, 2000-2030. Cancer Epidemiol Biomarkers Prev. 2017; 26: 963-70.

❷ Lancellotti P, Nkomo VT, Badano LP, et al. Expert consensus for multi-modality imaging evaluation of cardiovascular complications of radiotherapy in adults: a report from the European Association of Cardiovascular Imaging and the American Society of Echocardiography. J Am Soc Echocardiogr. 2013; 26: 1013-32.

❸ Ng AK. Review of the cardiac long-term effects of therapy for Hodgkin lymphoma. Br J Haematol. 2011; 154: 23-31.

❹ van Nimwegen FA, Schaapveld M, Janus CP, et al. Cardiovascular disease after Hodgkin lymphoma treatment: 40-year disease risk. JAMA Intern Med. 2015; 175: 1007-17.

❺ McGale P, Darby SC, Hall P, et al. Incidence of heart disease in 35,000 women treated with radiotherapy for breast cancer in Denmark and Sweden. Radiother Oncol. 2011; 100: 167-75.

❻ Sardar P, Kundu A, Chatterjee S, et al. Long-term cardiovascular mortality after radiotherapy for breast cancer: a systematic review and meta-analysis. Clin Cardiol. 2017; 40: 73-81.

❼ Groarke JD, Tanguturi VK, Hainer J, et al. Abnormal exercise response in long-term survivors of hodgkin lymphoma treated with thoracic irradiation: evidence of cardiac autonomic dysfunction and impact on outcomes. J Am Coll Cardiol. 2015; 65: 573-83.

❽ Nilsson G, Holmberg L, Garmo H, et al. Distribution of coronary artery stenosis after radiation for breast cancer. J Clin Oncol. 2012; 30: 380-6.

❾ Campen CJ, Kranick SM, Kasner SE, et al. Cranial irradiation increases risk of stroke in pediatric brain tumor survivors. Stroke. 2012; 43: 3035-40.

❿ Reed GW, Masri A, Griffin BP, et al. Long-term mortality in patients with radiation-associated coronary artery disease treated with percutaneous coronary intervention. Circ Cardiovasc Interv. 2016; 9. pii: e003483.

⓫ Fender EA, Liang JJ, Sio TT, et al. Percutaneous revascularization in patients treated with thoracic radiation for cancer. Am Heart J. 2017; 187: 98-103.

⑫ Wu W, Masri A, Popovic ZB, et al. Long-term survival of patients with radiation heart disease undergoing cardiac surgery: a cohort study. Circulation. 2013; 127: 1476-85.

⑬ Sio TT, Liang JJ, Chang K, et al. Dosimetric correlate of cardiac-specific survival among patients undergoing coronary artery stenting after thoracic radiotherapy for cancer. Am J Clin Oncol. 2017; 40: 133-9.

⑭ Liang JJ, Sio TT, Slusser JP, et al. Outcomes after percutaneous coronary intervention with stents in patients treated with thoracic external beam radiation for cancer. JACC Cardiovasc Interv. 2014; 7: 1412-20.

⑮ Desai MY, Windecker S, Lancellotti P, et al. Prevention, diagnosis, and management of radiation-associated cardiac disease: JACC scientific expert panel. J Am Coll Cardiol. 2019; 74: 905-27.

⑯ Drost L, Yee C, Lam H, et al. A systematic review of heart dose in breast radiotherapy. Clin Breast Cancer. 2018; 18: e819-e824.

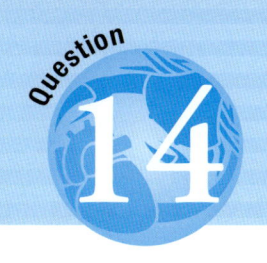

がん関連動脈血栓塞栓症の診断・治療はどのようにすればよいでしょうか？

まとめ

● 抗がん剤使用の副作用として動脈血栓症を起こす薬剤として VEGF 阻害作用を持つ薬剤がよく知られるようになったが，古典的な抗がん剤にも同様にリスクを持つものがある

● ハイリスクな抗がん剤使用前には虚血性心疾患のスクリーニングを行い，抗がん剤治療が骨髄抑制をどの程度起こす可能性があるかを勘案しながら抗血小板薬を含めた治療戦略を組み立てる

● 担がん患者で多発脳塞栓や動脈塞栓症と凝固能の異常を認めた場合，非細菌性血栓性心内膜炎（NBTE）を念頭に置いて検索を行う必要がある

● NBTE に対する抗凝固療法はヘパリンのみが有効であることが多い

　がん治療中における動脈血栓症に関しては，注意するべき病態として，① 抗がん剤使用の副作用としての動脈血栓症および，② がん自体による非細菌性血栓性心内膜炎の 2 つがあげられる．

　前者の抗がん剤使用における動脈血栓症は，パクリタキセルなどの微小管形成阻害薬においても古くから知られるものであるが，特に VEGF 阻害薬やマルチキナーゼ阻害薬などの分子標的薬が使われ始めて以降その頻度が増えている．

　表1 に動脈血栓症やそれに伴う冠動脈疾患や脳梗塞などのイベントを起こす薬剤をまとめた．特に Question 10 で述べたとおり，第 2 世代，第 3 世代のチロ

シンキナーゼ阻害薬に関しては血栓症のリスクが高いため，治療前における評価および使用中の心血管のイベント評価が重要になってくる．

　パクリタキセルなどの微小管形成阻害薬における動脈血栓症イベントは古典的なハイリスク薬剤として知られているが，その機序は血管新生阻害作用や内皮細胞障害によって説明されており，それらは抗腫瘍作用よりも低い濃度で引き起こされ，用量依存性があるとされている．またシスプラチンなどの白金化合物も，1〜2％の頻度で内皮細胞障害と一酸化窒素の産生低下により心筋梗塞，脳卒中や下肢動脈閉塞症などの動脈血栓症イベントを引き起こすとされており，使用時にはイベントリスクを念頭に置く必要がある．また動脈血栓症と機序は異なるものの 5-FU などの細胞代謝阻害薬は投与量および投与速度依存性に血管攣縮を引き起こすことから冠動脈疾患を合併することが知られている．ただし，これらの古典的な抗がん剤使用における動脈血栓症の発症頻度は決して高くないことから，これまでは定型的なスクリーニングの必要性に関してはあまり触れられてこなかった．

　しかし VEGF 阻害薬であるベバシズマブの登場以降，分子標的薬による冠動脈疾患や脳卒中および下肢動脈疾患などの動脈血栓症のイベントは数多く認められるようになり，必然的に治療前のスクリーニングの重要性が注目されるようになった．また，分子標的薬に関しても一様のリスクで考えることは適切ではなく，例えば VEGF 阻害作用を持つ薬剤の中でも，抗体製剤であるベバシズマブは 3.8％，マルチキナーゼ阻害薬であるソラフェニブやスニチニブではそれぞれ 1.7％，1.4％と頻度が異なっており，特にベバシズマブ使用例では注意が必要である❷．このように，各抗がん剤でリスクは異なっているが，多くの薬剤でもともと冠動脈疾患の既往がある場合や，冠動脈疾患のリスクが高い例では，抗がん剤投与中の冠動脈疾患のイベント発生リスクが上昇することが知られているため❸，ｂ表1ｊに記載されるような薬剤，特に分子標的薬を使用する場合にはｂ図1ｊのようなワークフローを用い，ハイリスク患者に関してコンサルトがあった場合には，事前に介入できるような体制を構築している．

　冠動脈疾患に対するインターベンション治療では，現在は治療部位やタイミングにかかわらずほとんどの症例で薬剤溶出性ステントが用いられている．以前は急性冠症候群を起こした場合などはベアメタルステント治療を用いていたが，現在では抗血小板薬の投与をできるだけ早期に中止したい外科的手術が待機してい

JCOPY 498-13438

表1 動脈血栓塞栓症・血管障害をきたす代表的な抗がん剤

抗がん剤の種類	想定される血管毒性メカニズム	動脈血管毒性
代謝拮抗物質: フルオロピリミジン	血管内皮細胞障害/血管攣縮 エンドセリン-1 活性の増加	冠血管攣縮 レイノー現象
微小血管阻害薬: タキサン（パクリタキセル）	細胞骨格に影響を及ぼすことによる血管内皮細胞障害	心筋虚血
抗微小管剤: ビンカアルカロイド（ビンクリスチン，ビンブラスチン）	カスパーゼ依存性アポトーシスによる血管内皮細胞障害	心筋虚血 レイノー現象 動脈塞栓症
アルキル様剤: 白金化合物	血管内皮細胞障害 血小板凝集亢進	脳血管イベント・心筋虚血/MI レイノー現象
アルキル化剤: シクロホスファミド	血管内皮細胞障害 血小板凝集亢進 アンギオテンシン変換酵素活性の減少	脳血管イベント 心筋虚血 レイノー現象
抗腫瘍抗生物質: ブレオマイシン	内皮細胞障害	心筋虚血/心筋梗塞 レイノー現象
抗体関連 VEGF 標的療法: 　ベバシズマブ 　ラムシルマブ 　アフリベルセプト	内皮細胞障害と毛細血管障害 凝固能亢進	脳血管イベント 心筋虚血 腎血栓性微小血管症
チロシンキナーゼ阻害薬: 主に VEGF 受容体をターゲットにしたもの 　ソラフェニブ 　スニチニブ 　パゾパニブ 　アキシチニブ 　レゴラフェニブ 　バンデタニブ 　レンバチニブ	内皮細胞障害と毛細血管障害 エンドセリン-1 産生の増加 レニン・アンギオテンシン系障害による体液貯留	脳血管イベント 心筋虚血 腎血栓性微小血管症
チロシンキナーゼ阻害薬: 主に ABL をターゲットにしたもの 　ニロチニブ 　ポナチニブ 　ダサチニブ	内皮細胞障害	脳血管障害 心筋虚血
プロテアソーム阻害薬: 　ボルテゾミブ 　カルフィルゾミブ	血管酸化ストレスの誘導 血管内皮細胞障害	脳血管イベント 心筋虚血
免疫調節薬: 　サリドマイド 　レナリドマイド	内皮細胞遊走の阻害 血管恒常性の障害	脳血管イベント 心筋虚血

(Campia U, et al. Circulation. 2019; 139: e579-e602❶を改変)

Question 14

がん関連動脈血栓塞栓症の診断・治療はどのようにすればよいでしょうか？

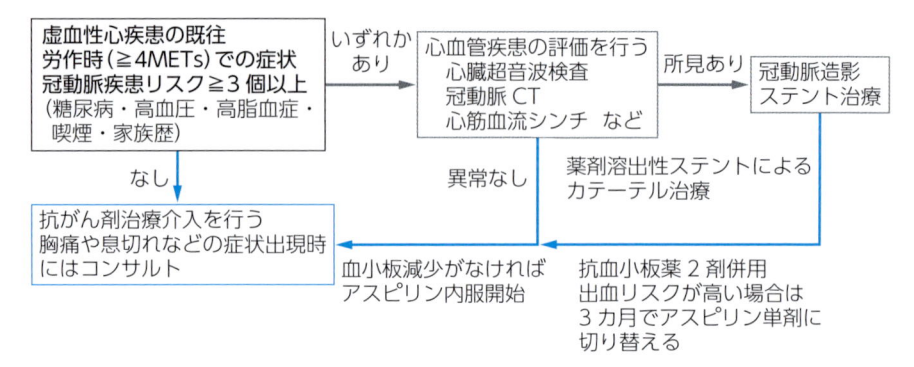

図1 三田病院における VEGF 阻害薬など動脈血栓症ハイリスク抗がん剤治療開始前冠動脈疾患評価・治療フロー

る際に用いられる程度である（ベアメタルステントは血管内皮細胞の再生が早いため抗血小板薬は 1 カ月後には中断可能である）．しかし薬剤溶出性ステントは再狭窄率がベアメタルステントと比較して低い一方で，最低 3 カ月間は抗血小板薬を 2 剤（本邦ではアスピリン＋クロピドグレルもしくはアスピリン＋プラスグレルの内服が一般的であり，チカグレロルは出血の懸念性から欧米に比較して使用頻度は低い）内服する必要があるため，特に骨髄抑制が強く出る抗がん剤の使用を検討している場合には，カテーテル治療を行うか，β 遮断薬＋抗血小板薬 1 剤＋ACE 阻害薬/ARB＋脂質低下薬（スタチン）による optical medical therapy（OMT）を行うかについて，病変の場所をも含めて十分腫瘍専門医と循環器内科医で議論を行う必要がある．COURAGE 試験の結果から，一般的には安定狭心症例に対して冠動脈インターベンション（PCI）＋OMT 群と OMT 単独群を比較した際に PCI は OMT を超える有意なリスク低減がないことが知られているが[4]，動脈血管障害を引き起こす可能性がある抗がん剤使用時のリスクをどの程度勘案するべきかの知見は存在しないため，血小板減少のリスクが低い場合には当院では積極的に PCI を施行する方向にしている．

　次にがんに伴うもう一つの動脈血栓症である非細菌性血栓性心内膜炎について述べる．まずは具体的なケースから紹介したい．

▶ 症例——58 歳女性　肺腺がん例

【主訴】右同名半盲，失行，失語

【現病歴】

　右肺腺がん Stage IV で加療中，5 カ月前よりチロシンキナーゼ阻害薬の一種であるオシメルチニブによる加療を受けていたが，ある朝，同名半盲・失行が出現した．

【身体所見】

血圧: 138/61 mmHg　脈拍数: 78/min・整，SpO$_2$: 98%（室内気）　体温: 36.3℃　四肢: 浮腫認めず．神経学的所見では右同名半盲および右側の Barre 徴候を認め，深部腱反射は右上下肢で亢進していた．

　採血上は炎症反応の上昇は認めなかったが，D-dimer のみ 13.8 µg/mL と上昇を認めた．神経内科で頭部 MRI を施行したところ，左後頭葉の急性期脳梗塞の所見を認めた 図2 ．脳梗塞の範囲が広範囲であったことから，血栓塞栓性の脳梗塞を疑い，血栓源の検索を行った．心電図は洞調律 図3 でモニター上も発作性心房細動は認められなかった．

　また血栓の検索のために頸動脈エコー検査および経胸壁心臓超音波検査を行ったところ，頸動脈エコーではプラークは認められなかった．心臓超音波検査所見では左室収縮能良好で心腔内血栓や短絡血流は認められなかったものの，大動脈弁に可動性の疣贅を認め，中等度の大動脈弁逆流を認めた（ 図4 : 治療前）．炎症反応の上昇を認めなかったことから，肺腺がんに伴う非細菌性血栓性心内膜炎を疑い，未分画ヘパリン持続静注による治療を開始したところ，治療開始 7 日目には疣贅が消失し（ 図4 : ヘパリン治療後），大動脈弁逆流も軽度まで改善を認めた．D-dimer も 2.0 µg/mL まで改善を認めたことから，血栓のコントロールはついてきたと判断し，ワルファリン経口による抗凝固療法に治療を切り替えた．しかし，PT-INR が治療域に入ったため，未分画ヘパリンを中止した 7 日後に，血液検査で PT-INR 2.42 とワルファリンは引き続き治療域にあるにもかかわらず，D-dimer が 38.4 µg/mL まで上昇し，心エコー上でも再度大動脈弁の疣贅と大動脈弁逆流の悪化を認めた．そのため，ワルファリンでは非細菌性血栓性心内膜炎のコントロールがつかないと判断し，再度未分画ヘパリンの静注に切り替えたところ，疣贅は再び軽快した．そこで，未分画ヘパリンの在宅での皮下注療法（1 日 2 回皮下注・自己注射）に治療を切り替え，退院することができた．

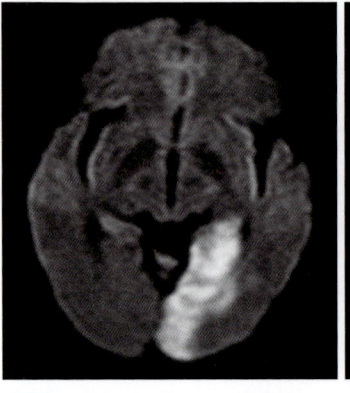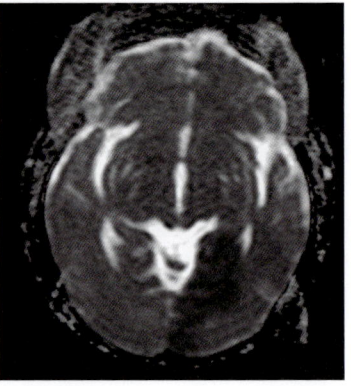

図2 頭部 MRI 画像で左後頭葉に拡散強調画像 High，ADC map Low の急性期脳梗塞像を認めた
左: 拡散強調画像，右: ADC map

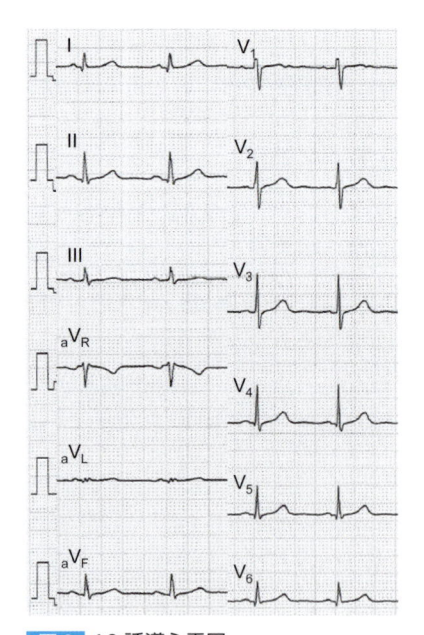

図3 12 誘導心電図
洞調律で正常範囲内

非細菌性血栓性心内膜炎（non-bacterial thrombotic endocarditis: NBTE と称される）は無菌性・非リウマチ性・非炎症性の疣贅が心臓弁膜（主に本症例のように大動脈弁の左室側や僧帽弁の左房側）に付着し，それが経動脈的に散布されることで全身性の塞栓症をきたす（Trousseau 症候群）もので，悪性腫瘍や自己免疫性疾患などの慢性消耗性疾患に合併する比較的稀な病態であるとされている❺．発生頻度は成人がん患者の剖検例の 0.3〜9.3％に認められるが，実際に塞栓症状を伴い臨床的に問題になる例はもっと少ない．ただし，非細菌性血栓性心内膜炎を認めた例の 50％では何らかの塞栓症を発症するとされている❻．原因となる悪性腫瘍は，肺がん・胃がん・大腸がん・胆道がん・膵がんが多く，組織型では腺がんが多く，なかでも

JCOPY 498-13438

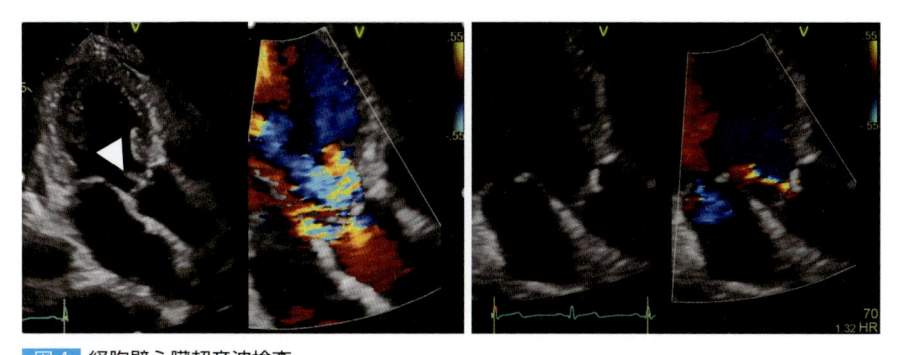

図4 経胸壁心臓超音波検査
心尖部 3 腔像，左: 治療前，右: ヘパリン治療後，白矢印: 大動脈弁の疣贅

表2 非細菌性血栓性心内膜炎と感染性心内膜炎の比較

	非細菌性血栓性心内膜炎	感染性心内膜炎
基礎疾患	悪性腫瘍（腺がんが多い）や自己免疫疾患などの慢性消耗性疾患 弁膜症はもともと認めない場合が多い	弁膜症，先天性心疾患，静注麻薬使用，人工弁置換
発熱	なし	あり
心雑音	認めない場合も多い	あり
白血球増多	なし	あり
CRP	陰性の場合もある	陽性
血液培養	陰性	陽性
抗リン脂質抗体	陽性の場合もある	陰性
疣贅の性状	小さい，<1 cm，広基性，不規則な形，弁膿瘍や組織破壊は認めない	可動性，大きさはさまざま，膿瘍形成・弁破壊
塞栓症発症頻度	14～91%	20～40%
治療	抗凝固療法・原疾患治療	抗菌薬

(el-Shami K, et al. Oncologist. 2007; 12: 518-23[5]を改変)

ムチン産生腫瘍が多数を占める．

　表2 に非細菌性血栓性心内膜炎と感染性心内膜炎の比較を示す．大きな違いは非細菌性血栓性心内膜炎は炎症反応や発熱を伴わない点と，心エコー上でも大きな疣贅を認めることが少ない点である．したがって，がん患者に炎症反応を伴わない多発動脈塞栓症を認めた場合には，感染性心内膜炎がないからといって心

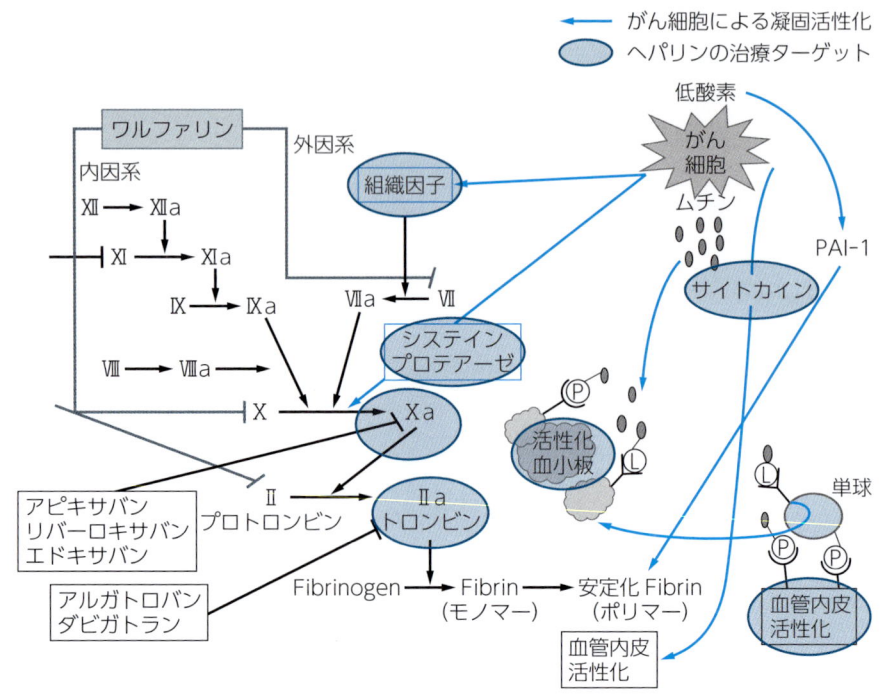

凡例：
→ がん細胞による凝固活性化
⬭ ヘパリンの治療ターゲット

図5 がんにおける凝固系活性化と各抗凝固薬の治療ターゲット

原性の血栓症を否定せず，経胸壁心臓超音波検査では見逃されていることもあるため，場合によっては経食道エコーを用いて非細菌性血栓性心内膜炎の丁寧な検索を行う必要がある[5]．

　非細菌性血栓性心内膜炎に対する治療は，細菌感染が原因ではないため十分な抗凝固療法が主体となる．もちろん原因となる疾患，特にがんをコントロールできることが理想的であるが，残念ながら進行がんに合併することが多いため，がんを完全にコントロールすることは難しい場合が多い．抗凝固療法であるが，ワルファリンやDOACなどの経口抗凝固療法が有効でなく，特にワルファリンはこれまで再発例が数多く知られており，本症例のように無効であることが多い[5]．これは **図5** に示すとおり，がん細胞による凝固系活性化が幅広い範囲で認められることによると考えられる．

　特に非細菌性血栓性心内膜炎の場合，腺がん細胞がムチン産生やサイトカインなどを介して高度に凝固系を亢進させることにより，急激な動脈性の血栓塞栓症

をきたしていることが多い．したがって抗血小板薬であるアスピリンはもちろんのこと，凝固カスケードの一部しか抑えることができないワルファリンやDOACなどの経口抗凝固薬では，血栓形成の予防が不十分である場合が多い．一方，ヘパリンは凝固因子だけではなく，組織因子やサイトカインなども非特異的に幅広く活性を抑えることが知られており，未分画ヘパリンや低分子ヘパリン治療を行わざるを得なかった報告が多いのが実情である．したがって今回示した症例のように，ヘパリン治療から経口抗凝固療法に移行したとたんに再発する例もあることから，治療に難渋する場合も多く，また日本では低分子ヘパリンがこのような場合に治療適応にはならないため，在宅管理のためには未分画ヘパリンを頻回に注射しなければならない場合も多い．

いずれにせよ非細菌性血栓性心内膜炎は非常に管理が難しく，予後の悪い疾患であるため，診断・治療が適切に行われていても，動脈塞栓症を繰り返すことがあるので，その点は診断時から本人・家族に十分説明を行うことが大切である．

📖 文献

❶ Campia U, Moslehi JJ, Amiri-Kordestani L, et al. Cardio-oncology: vascular and metabolic perspectives: a scientific statement from the american Heart Association. Circulation. 2019; 139: e579-e602.

❷ Zamorano JL, Lancellotti P, Rodriguez Muñoz D, et al. 2016 ESC Position Paper on cancer treatments and cardiovascular toxicity developed under the auspices of the ESC Committee for Practice Guidelines: The Task Force for cancer treatments and cardiovascular toxicity of the European Society of Cardiology (ESC). Eur Heart J. 2016; 37: 2768-801.

❸ Lancellotti P, Nkomo VT, Badano LP, et al. Expert consensus for multi-modality imaging evaluation of cardiovascular complications of radiotherapy in adults: a report from the European Association of Cardiovascular Imaging and the American Society of Echocardiography. Eur Heart J Cardiovasc Imaging. 2013; 14: 721-40.

❹ Boden WE, O'Rourke RA, Teo KK, et al. Optimal medical therapy with or without PCI for stable coronary disease. N Engl J Med. 2007; 356: 1503-16.

❺ el-Shami K, Griffiths E, Streiff M. Nonbacterial thrombotic endocarditis in cancer patients: pathogenesis, diagnosis, and treatment. Oncologist. 2007; 12: 518-23.

❻ Markides V, Nihoyannopoulos P. Non-bacterial thrombotic endocarditis. Eur J Echocardiogr. 2000; 1: 291-4.

がん関連静脈血栓塞栓症のリスク評価はどのようにすればよいでしょうか？

まとめ

- がんの原発部位に着目: 膵臓・胃・肺・婦人科・膀胱・精巣がん，およびリンパ腫では VTE 発生リスクが高い
- 化学療法前の患者においては血小板増多だけではなく白血球増多・貧血もリスク因子になる
- 治療関連因子ではサリドマイドやレナリドミドなどの免疫調節薬と VEGF 阻害薬は特にリスクが高い

　Trousseau が 150 年前にがんと血栓症の関連を明らかにし，また自らもがん血栓症を発症した話は非常に有名である．彼はがんと血栓症の合併例の経験から，反復性・特発性の血栓塞栓症ではがん検索の必要性を主張した．またその理由に関して，がんによる機械的圧迫ではなく止血機構の変化にあることを示唆するなど，非常に鋭い視点でこの両者の関係を捉えていた．それだけに，1867 年 1 月 1 日に自らの下肢に DVT をきたしたことに対して絶望したことを日記に記載しており，現に数カ月後に胃がんで亡くなり，自らの身体によって自説を証明する形になったのである．

　このようにがんと血栓症は古くから関係があることがわかっていたが，近年ではがんの診断時に静脈血栓塞栓症（VTE）を発症したケースは予後不良であるということがわかってきている[1]．がん自体が血栓止血凝固系を利用して増殖や転移・浸潤を行う性質を持つことから，VTE は単にがんの合併症という意味合いだ

表1 がん関連血栓症発症のリスク

	詳細
患者因子	女性・高齢・併存疾患（糖尿病・肥満・VTE の既往・動脈硬化・炎症性疾患など）・先天性血栓性素因（ただし日本人には認められない第V因子ライデン変異・プロトロンビン G20210A 変異）・人種（黒人）
腫瘍関連因子	がんの原発部位や解剖学的部位・がんの組織型・がんの進行度・がん診断からの期間
治療関連因子	大手術・入院・がん治療・赤血球造血刺激因子製剤の使用・中心静脈カテーテル
バイオマーカーの異常	がん細胞における組織因子の増加・化学療法前の血小板増多（≧35 万/μL）・化学療法前の白血球増多（≧11000/μL）・D-dimer の上昇・血漿中組織因子/可溶性 P-セレクチン/CRP の増加

(Khorana AA, et al. The risk of venous thromboembolism in patients with cancer. In: ASCO Educational Book. Alexandria: American Society of Clinical Oncology; 2008. p.240-8[3]を改変)

けではなく，担がん患者ではがんが自らの進展のために能動的に凝固系を亢進させており，その性質の強さを VTE という表現型が何よりも示していると考えることができる．

　がん患者における VTE の発症リスクは健常人の 5 倍以上高く 1〜8％に発生するとされており，また本邦における VTE のレジストリーでは背景因子として最大のものは担がん患者であり，全体の 27％にも達している[2]．このようにがん患者においては VTE のリスクは非常に高いが，その中でも特にハイリスクの患者を層別化するために古くから解析が進められており，がん関連血栓症発症のリスクは，① 患者因子，② 腫瘍関連因子，③ 治療関連因子，④ バイオマーカーの異常，の 4 つの項目に大別することができる[3] 表1 ．

　腫瘍関連因子のなかで最も重要なものとして原発部位があげられる．2012 年の Horsted らによるメタアナリシスでは[4]，膵がんや肺がん・脳腫瘍患者において VTE の頻度が高く，一方で乳がんや前立腺がん患者では頻度が低いことが示されている．またホジキンリンパ腫や骨髄腫といったなどの血液腫瘍も VTE の合併が多いと報告されている[5] 図1 ．さらに Khorana らはこれらに加え，胃がん・膀胱がん・婦人科がん・精巣がんでリスクが高いことを示している．しかしリアルワールドでみると，実際には各医療機関で得意とするがん治療によって母

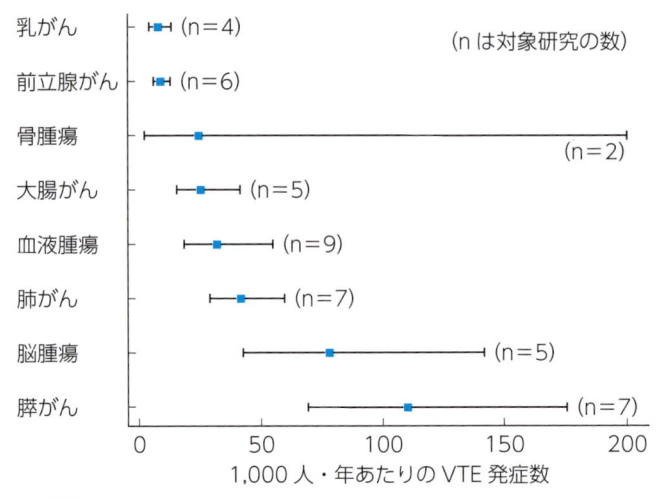

図1 メタ解析による VTE を合併しやすいがん種の解析
（Ay C, et al. Thromb Haemost. 2017, 117: 219-30[5]より抜粋）

集団が大きく異なるため，実際に出会う頻度は必ずしもこの通りではないので，先入観を持たずに VTE を疑うことは大切である．ただし VTE からがんの存在が明らかになることも多いため，これまで既往やリスク因子がないにもかかわらず突然発生した VTE 患者に対して，がんを検索する場合にはこれらの頻度を念頭に置くほうがよい（余談だが VTE の治療を行うために造影 CT を胸部から下肢まで撮影する際，血栓の存在のみ注目して後からついてくる放射線科の読影所見をみていないことがしばしばあるが，その中でがんの存在が示唆されている場合があるので注意しなければならない）．

　また，これまでの疫学研究の結果から，担がん患者における VTE 発生を予測するためのバイオマーカーの存在が明らかになっている．Khorana らは Awareness of Neutropenia in Chemotherapy（ANC）Study Group Registry に登録された 1365 例のがん患者にリスク評価を行い，化学療法の開始前に白血球増多が認められた場合，その後の VTE 発生率がおよそ 2 倍に上昇することを報告した[6]．白血球増多が関連するのは意外な印象があるかもしれないが，その後も担がん患者における急性VTEの発生についてのデータを収集した Registro Infomatizado de la Enfermedad Trombo-Embolica（RIETE）registry においても追試報告がなされ，VTE 発生リスクが 1.6 倍まで有意に上昇することが確認されている[7]．白

JCOPY 498-13438

血球増多が関与する理由としては，がん細胞が転移・浸潤を行いやすくするために IL-6 などの炎症サイトカインの血中濃度を上昇させ，好中球や単球の活性化・接着因子増加を介して凝固促進作用を示すからであると考えられており，がん細胞によって炎症性サイトカインが多数放出される病態と血栓症が関連するとみられる．Khorana らは同時に化学療法前のヘモグロビン（Hb）が 10 g/dL 未満の場合や赤血球造血刺激因子製剤を使用している場合に VTE 発生リスクが 1.8 倍に増加することも報告している[6]．さらに Zakai らが血小板が 35 万/μL 以上に増加している担がん患者の VTE 発生リスクが 2.5 倍に上昇することを示したが[8]，ANC Study Group Registry でも同様に VTE 発生リスクが 2.8 倍にまで上昇していることが確認された[9]．ヘモグロビンの減少がバイオマーカーとなる理由は明らかにはなっていない．

　これらのデータをもとに担がん患者が化学療法を受ける際に VTE 発生リスクを層別化することを目的とした「Khorana VTE リスク評価スコア」が提唱されている 表2 ．上記の好中球や血小板数および Hb の値に加え，がんの部位と Body mass index（BMI）を用いて化学療法開始前にリスクスコアを算出し，低リスク群（スコア＝0）・中等度リスク群（スコア＝1〜2）・高リスク群（スコア≧3）に分類することで VTE の発生リスクを推測するというものである[6]．フォローアップ期間を長くした場合でも VTE の発生率は低リスク群では 1.5% にとどまるが，高リスク群では 17.7% にまで上昇する[10]．この他に VTE に関連するバイオマーカーとしてあげられるのは，好中球や血小板ががん細胞へ接着する際に重要な役割を果たす接着分子である血中 P-セレクチンの上昇[11]や D-dimer の上昇[12]が VTE 発生リスクを上昇させることがわかっている．なお，D-dimer の 1.44 μg/mL というカットオフ値はしばしばマジックナンバーのように扱われるが，単に解析したコホートにおける 75 パーセンタイルの数値である．したがって大切なのは 1.44 μg/mL という数字にこだわりすぎることではなく，自分の診ているがん患者コホートでベースラインの D-dimer が上位 1/4 に入るぐらい高い例では血栓症に気をつけなければいけないという感覚である．これらの疫学的データを明らかにした Ay らは「Khorana VTE リスク評価スコア」に P-セレクチンと D-dimer のスコアリングを追加することでさらに VTE リスク評価の精度を改善したと報告している[12] 表3 ．この Ay らの修正 Vienna VTE スコアにおいては，0 点の際には VTE 発生率は 1.0% 程度だが 5 点以上のスコアにおいては 35.0% に

表2 Khorana VTE スコアと Ay らによる Vienna VTE スコア

Khorana スコアの予測因子	リスクスコア
がんの部位	
最高リスク: 胃, 膵	2
高リスク: 肺, リンパ腫, 女性生殖器, 膀胱, 精巣	1
化学療法前の血小板数≧350,000/mL	1
ヘモグロビン値<10 g/dL あるいは赤血球産生刺激薬の使用	1
化学療法前の白血球数>11,000/mL	1
BMI≧35 kg/m^2	1
Vienna スコアの予測因子（Khorana スコアに加えて）	**リスクスコア**
D-dimer 値≧1.44 μg/mL	1
P-セレクチン≧53.1 mg/mL	1

BMI: body mass index, VTE: 静脈血栓塞栓症
（Khorana AA, et al. Blood. 2008; 111: 4902-7[6]より改変）

表3 Vienna VTE スコアと血栓発症率

Vienna スコア	6 カ月間の VTE 発症率
0	1.0%
1	4.4%
2	3.5%
3	10.3%
4	20.3%
5	35.0%

VTE: 静脈血栓塞栓症
（Khorana AA, et al. Blood. 2008; 111: 4902-7[6]
より改変）

ものぼり, しかも大部分が半年以内に VTE を発症している[10]. 以上の点から, こ
れらのリスク評価は特に高値を示す場合には担がん患者の VTE リスク管理にお
いて非常に有用である. ただし, BMI≧35kg/m^2 など日本人にあまりあてはまら
ない点も多いため, 発症率の予想ではなくあくまでリスク層別化の指標として用

いることが望ましい.

次に，化学療法自体も VTE 発生リスクになることについて触れたい．2004 年から 2009 年にかけて行われた肺がん，消化管がん，胆のうがん，すい臓がん，卵巣がんを対象とした化学療法開始後 1 年以内における VTE の発生を調べた大規模コホートでは，非がん患者の対照群で 1.4％の発生率であったのに対して，がん患者群全体では 12.6％（がんの部位別に 8.2〜19.2％）と VTE の発生が有意に多いことが確認されており，VTE の発症リスクは何倍にもなることが明らかとなった[5]．もちろん化学療法の対象である時点で，進行がんであるということもその理由の一つではあるが，化学療法により細胞障害をうけて放出された Cell-free DNA が凝固因子の活性化を促し凝固を亢進させるという機序も提唱されている[6]．

血栓塞栓症の発症のリスクを増大させる抗がん剤としてシスプラチンなどのプラチナ製剤やタキサン系抗がん剤や代謝拮抗薬 L-アスパラギナーゼ，エストロゲン化合物などのホルモン製剤は以前より知られてきた．しかし最近特に免疫調整薬に分類されるレナリドミドやレナリミドや，分子標的治療薬の中でも血管内皮増殖因子（VEGF）のモノクローナル抗体であるベバシズマブ，VEGF 阻害薬であるスニチニブ・レゴラフェニブ・ポナチニブなどの血管新生阻害薬，上皮増殖因子受容体（EGFR）のモノクローナル抗体であるセツキシマブなどが血栓塞栓症リスクを伴う薬剤としてあげられる．特にベバシズマブでは VTE 合併の頻度は 11.9％と高値であり，使用例は十分に注意する必要がある．またその他の VEGF 経路を阻害する作用を持つ薬剤においても VTE の合併頻度は高い 表4 ．VEGF シグナルは血管の恒常性を保つのに重要な役割をしており，血管新生作用だけではなく，血管拡張作用や血管保護効果・血小板機能抑制作用をもつ一酸化窒素やプロスタサイクリンの生物学的利用能を上昇させる効果を持つ．そのため VEGF 阻害薬は血管の恒常性に影響し血管内皮細胞の再生能を障害するため，結果として内皮細胞の欠損を招き，基底膜などの細胞外マトリックスが血管内に露出し凝固能が亢進する．さらに VEGF 阻害薬が免疫複合体を形成し血小板活性を亢進させるという報告もある[13]．またスニチニブなどマルチキナーゼ阻害薬においても，腫瘍細胞だけでなく血管内皮細胞が障害を受けることで，血管内皮細胞のアポトーシスが誘導され，血管内皮下の基底膜が露出して凝固カスケードが活

表4 分子標的薬による静脈血栓塞栓症のリスク評価

薬剤	研究	全体の VTE 発生率 (%)	Grade 3〜5* VTE 発生率 (%)	相対リスク比 全体	相対リスク比 Grade 3〜5*
ベバシズマブ	メタアナリシス 7956 名, 15 試験	11.9	6.3	1.33	1.38
パゾパニブ・スニチニブ・ソラフェニブ・アキシチニブ・バンデタニブ	メタアナリシス 7441 名, 17 試験	2.76	1.92	1.1	0.85
レゴラフェニブ	フェーズⅢ RCT 転移性大腸がん 760 名	2	NA	NA	NA
カボザンチニブ	フェーズⅢ RCT 甲状腺髄様がん 330 名	5.6	3.7	NA	NA
アフリベルセプト	フェーズⅢ RCT 転移性大腸がん 1226 名	9.3	7.8	NA	NA
ラムシルマブ	フェーズⅢ RCT 胃または胃食道接合部進行がん 665 名	3.98	2.45	NA	NA
レンバチニブ	フェーズⅢ 試験 高分化型甲状腺がん 261 名	5.4	3.8	NA	NA

＊Grade 3〜5 は処置を要する静脈血栓症以上の重症度を意味する
(Li W, et al. J Am coll Cardiol. 2015; 66: 1160-78[13]を改変)

性化する[14]. サリドマイドやレナリドミドは免疫調節薬に分類されているが, 血管新生阻害作用を持つため, アントラサイクリン系の抗がん剤との併用で 25% に VTE を認めた[15]. したがってサリドマイドやレナリドミドとアントラサイクリン系抗がん剤の併用は抗凝固薬の予防投与のベネフィットがリスクを上回る唯一の例として知られており, 特に初回投与の際のリスクが高いことから, 積極的に抗凝固療法を行うことが推奨されている[16].

JCOPY 498-13438

以上のように化学療法薬による VTE の発症には腫瘍細胞のアポトーシスによる凝固亢進に加えて血管内皮障害が重要な要素としてあげられる．血管内は凝固因子と凝固阻止因子によるバランスにより調整されているが，化学療法による血管内皮機能の低下や血管内皮細胞の障害により血栓形成リスクが上昇するのである．

📖 文献

❶ Sørensen HT, Mellemkjaer L, Olsen JH, et al. Prognosis of cancers associated with venous thromboembolism. N Engl J Med. 2000; 343: 1846-50.

❷ Nakamura M, Miyata T, Ozeki Y, et al. Current venous thromboembolism management and outcomes in Japan. Circ J. 2014; 78: 708-17.

❸ Khorana AA, Liebman HA, White RH, et al. The risk of venous thromboembolism in patients with cancer. In: ASCO Educational Book. Alexandria: American Society of Clinical Oncology; 2008. p.240-8.

❹ Horsted F, West J, Grainge MJ. Risk of venous thromboembolism in patients with cancer: a systematic review and meta-analysis. PLoS Med. 2012; 9: e1001275.

❺ Ay C, Pabinger I, Cohen AT. Cancer-associated venous thromboembolism: Burden, mechanisms, and management. Thromb Haemost. 2017; 117: 219-30.

❻ Khorana AA, Kuderer NM, Culakova E, et al. Development and validation of a predictive model for chemotherapy-associated thrombosis. Blood. 2008; 111: 4902-7.

❼ Trujillo-Santos J, Di Micco P, Iannuzzo M, et al. Elevated white blood cell count and outcome in cancer patients with venous thromboembolism. Findings from the RIETE Registry. Thromb Haemost. 2008; 100: 905-11.

❽ Zakai NA, Wright J, Cushman M. Risk factors for venous thrombosis in medical inpatients: validation of a thrombosis risk score. J Thromb Haemost. 2004; 2: 2156-61.

❾ Khorana AA, Francis CW, Culakova E, et al. Risk factors for chemotherapy-associated venous thromboembolism in a prospective observational study. Cancer. 2005; 104: 2822-9.

❿ Ay C, Dunkler D, Marosi C, et al. Prediction of venous thromboembolism in cancer patients. Blood. 2010; 116: 5377-82.

⓫ Ay C, Simanek R, Vormittag R, et al. High plasma levels of soluble P-selectin are predictive of venous thromboembolism in cancer patients: results from the Vienna Cancer and Thrombosis Study (CATS). Blood. 2008; 112: 2703-8.

⑫ Pabinger I, Thaler J, Ay C. Biomarkers for prediction of venous thromboembolism in cancer. Blood. 2013; 122: 2011-8.

⑬ Li W, Croce K, Steensma DP, et al. Vascular and metabolic implications of novel targeted cancer therapies: focus on kinase inhibitors. J Am Coll Cardiol. 2015; 66: 1160-78.

⑭ Gottlied RA, Mehta PK. Cardio-Oncology: principles, prevention and management. Academic press; 2017.

⑮ Zangari M, Siegel E, Barlogie B, et al. Thrombogenic activity of doxorubicin in myeloma patients receiving thalidomide: implications for therapy. Blood. 2002; 100: 1168-71.

⑯ Li W, Garcia D, Cornell RF, et al. Cardiovascular and thrombotic complications of novel multiple myeloma therapies: a review. JAMA Oncol. 2017; 3: 980-8.

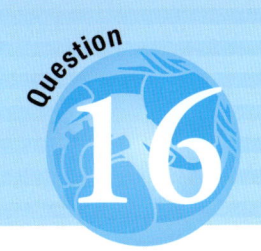

がん関連静脈血栓塞栓症の急性期・遠隔期の診断と治療はどのようにすればよいでしょうか？

まとめ

- 担がん患者における抗凝固療法は DOACs（リバーロキサバン・エドキサバン）が主流
- 右心負荷所見や血栓量をふまえた抗凝固療法の使い分けにより出血のリスクを低減し，適切に VTE のコントロールを行うことができる

　従来本邦においては担がん患者における静脈血栓塞栓症（VTE）に対する抗凝固療法は未分画ヘパリンの非経口投与とワルファリンの経口投与が主体であった．しかしこれは低分子ヘパリン（LMWH）が VTE の治療として保険適用とされていないという本邦特有の事情によるものであり，担がん患者におけるワルファリンに対する LMWH の優位性はすでに明らかである．前項で説明したように悪性腫瘍はその存在自体や治療が血液中の凝固能亢進を引き起こし単独で血栓形成の素因となるため，VTE の再発率が高い．そこで VTE 再発予防に関して LMWH の優位性をランダム化比較試験でそれを最初に示したのが 2003 年の NEJM における報告である❶．LMWH の一種であるダルテパリンとワルファリンを 6 カ月間比較したところ，6 カ月後の血栓塞栓症の再発はワルファリン群で 17%，ダルテパリン群で 9% であり，出血イベントに有意差は認められなかったことから，それ以降は欧米では担がん患者の VTE に対しては LMWH の使用が標準的となった．その後も担がん患者の VTE に対する LMWH の使用については，ワルファリンとの比較も含めて多くの大規模臨床試験やそのサブ解析が存在す

る．大規模臨床試験の結果をまとめたネットワーク・メタ解析では担がん患者において，LMWH はワルファリンに比較し VTE 再発率を相対リスク低下で 40% 減少させる一方，大出血の発生率は同等であったと報告されている[2]．また遠隔転移がない担がん患者においては，がん自体の予後も LMWH 使用群がワルファリン使用群よりも優れていたという報告もされていることから[3]，LMWH の優位性は揺るぎないものとなっており，現在 American College of Chest Physicians（ACCP）や American Society of Clinical Oncology（ASCO），European Society of Medical Oncology（ESMO），International Clinical Practice Guidelines など多くのガイドラインで担がん患者の VTE に対する第一選択治療薬として LMWH があげられている[4~7]．

　しかし本邦では前述の通り VTE に対する LMWH の使用は一部の整形外科術後における予防的投与など限られた範囲のみが保険適用とされているため，残念ながら担がん患者の VTE に対する治療や再発予防に対する使用は困難である．したがってこれまではワルファリンを使用せざるを得なかったが，Randoni らの報告によればワルファリンによる抗凝固療法中の担がん患者の出血リスクは非担がん患者と比較して 2~6 倍に上昇した[8]とされており，担がん患者に対するワルファリンの使用には出血に関するリスクベネフィットも含め，非担がん患者以上に十分な注意が必要となる．

　一方 LMWH の使用自体にも多くの課題がある．まずはその投与期間についてである．International Clinical Practice Guidelines は診断から 3 カ月から 6 カ月の投与を推奨しているが ASCO では少なくとも 6 カ月の投与を推奨している．一方で ESMO などではがんが存在している限り無制限の投与を推奨しており，複数のガイドライン間で使用期間についてのコンセンサスが存在していないのである．長期間の投与については DARTECAN study においてダルテパリン投与中の VTE 再発率や大出血の発生率は 2 カ月から 6 カ月の間と 7 カ月から 12 カ月の期間で差を認めないことが示されているが[9]，それ以上の投与のリスク・ベネフィットについては現在まで結論は出ていない．また LMWH は注射製剤であり生活の質（QOL）を下げてしまうこと，体重あたりの細かな調整が必要であること，そして製剤が高価であることなども長期投与が必要になる担がん患者にとって無視できない問題となっている．

JCOPY 498-13438

　そこで最近担がん患者における VTE の治療において急激に存在感を増しているのが，Xa 因子直接阻害薬であるリバーロキサバンやアピキサバン・エドキサバンなどの直接経口抗凝固薬（DOACs）である．DOACs は LMWH の使用上の問題を解決し，またワルファリンのように頻回なモニタリングを必要としない治療薬であるため，標準化されれば患者にとってもメリットが多いと期待される．さらにこれらの薬剤は本邦でも 2014 年以降に VTE に対する保険適用を得ており，処方頻度も増加している．そのような状況の中，強固なエビデンスが相次いで発表されたことから，担がん患者における VTE の標準的治療と捉えられるようになっている．

　ランダム化比較試験で最初に LMWH との非劣性を示したのがエドキサバンである．Hokusai VTE Cancer 試験[10]において担がん患者における VTE に対してエドキサバンと LMWH を直接比較（非劣性試験）した．治療期間に関係ない 12 カ月後の VTE の再発＋大出血の複合エンドポイントでみたところ，エドキサバンの非劣性が示された．一方 VTE 再発と出血を比較してみると，エドキサバン群は VTE の再発は少ないものの，大出血のイベントは LMWH よりも多いことがわかった．また同様の検証がリバーロキサバン対 LMWH（ダルテパリン）の直接比較試験として行われ（SELECT-D 試験[11]），1 次エンドポイントである 6 カ月以内の VTE 再発は，ダルテパリン群 11％・リバーロキサバン群 4％であった．一方エドキサバンと同様に，リバーロキサバンも LMWH と比較して大出血のイベントが増加する傾向にあり，リスク・ベネフィットを勘案すると両者は同等であると解釈できる．この 2 つの試験において特に注意するべきなのは消化管がん例である．両試験で上部消化管がんの症例において DOACs 群で治療中の出血リスクが LMWH より増大したのである．したがってこれらのがんの治療中に DOACs を使用する場合には，ヘモグロビン値の頻回の測定など，出血モニタリングに注意が必要である．以上のエビデンスをまとめると，担がん患者における VTE の治療の有効性・安全性は，

DOACs（リバーロキサバン・エドキサバン）＝LMWH＞ワルファリン

とまとめることができる．LMWH が VTE の治療管理に使用できない本邦の現状をふまえると，今後の治療は DOACs 中心になることが予想される．

　さらに具体的な薬剤選択において重要なのが 表1 に示すような両製剤の用

表1 VTE 治療および再発抑制における DOACs の比較

	エドキサバン	リバーロキサバン
用量・用法	60mg1 日 1 回投与 （原則へパリン治療など非経口抗凝固療法後）	初期 3 週間は 15mg1 日 2 回投与 その後は 15 mg を 1 日 1 回投与
減量基準	以下の例では 30 mg に減量 1. 体重 60 kg 以下 2. CLcr≦50 mL/min 3. P 糖タンパク質阻害作用を有する薬剤の併用	なし
担がん患者に関連する投与禁忌	出血 凝固障害を伴う肝疾患 CLcr 15 mL/min 未満	出血 凝固障害を伴う肝疾患や中等度以上の肝障害（Child-Pugh 分類 B/C 相当） CLcr 30 mL/min 未満
代謝	CYP3A4/2J2	CYP3A4（ただし 10%以下）

CLcr: クレアチニンクリアランス

法・用量の違いとエドキサバンの減量基準や DOACs 使用禁忌例および薬剤代謝である．

　エドキサバンとリバーロキサバンを比較した場合，大きく異なるのが投与法である．エドキサバンは原則的に未分画ヘパリンなどによる非経口抗凝固療法を先行させ，そこからブリッジングすることを原則としているのに対し，リバーロキサバンは当初 3 週間は通常用量の 2 倍量の投与を行い血栓溶解を促進するシングルドラッグアプローチを行う手法をとっている．また，リバーロキサバンは VTE に対して使用する場合には，心房細動に対する血栓予防の場合と異なり減量基準が存在しない．一方，エドキサバンの場合には心房細動に対する場合と同様の減量基準が存在する．さらに担がん患者では（特に女性では）体重が 60 kg を切っていることが多いため，30 mg の減量投与となることが，実際のところ多い．個人的な経験ではエドキサバン 30 mg の使用では，血栓再発予防には有用であるものの，静脈内に存在する血栓の溶解を促す作用に乏しい事例があるため，血栓量の多い場合や肺塞栓症を伴っている場合には，減量基準に該当する際にはエドキサバンの投与を避けるようにしている．

JCOPY 498-13438

表2 sPESI スコア

項目	点数
年齢＞80 歳	1
悪性腫瘍	1
慢性心肺疾患の既往	1
心拍数≧110 bpm	1
収縮期血圧＜100 mmHg	1
SpO_2＜90%	1

PESI: Pulmonary Embolism Severity Index

分類	30 日死亡率（95%CI）	スコア
低リスク	1.0%（0.0〜2.1%）	0 点
高リスク	10.9%（8.5〜13.2%）	1 点以上

　以上をふまえ当院での臨床経験をもとに[⑫]，担がん患者における急性肺塞栓症の治療方針決定の際には Simplified PESI（pulmonary embolism severity index）スコア（sPESI スコア 表2 ）を利用し，ESC の 2014 年急性肺塞栓症のガイドライン[⑬]を参考にした 図1, 2 に示す治療アルゴリズムを用いて治療している．ただし sPESI スコアでは悪性腫瘍がある群は必ず 1 点を超えるため，当院の治療アルゴリズムにおいては ESC ガイドラインと異なり sPESI スコア 1 点と 2 点を境目にしている．

　前述のとおり DOACs による治療は肺塞栓症があるかどうか，血栓量が多いかどうか，エドキサバンにおいては減量基準に抵触するかにより異なってくる．まずは 図1 に示すとおり VTE が肺塞栓症を伴っているかどうかを評価する．肺塞栓症がなく DVT のみの場合は低リスクであるため DOACs による単剤治療で介入を行う．ただし DVT が下大静脈などの大腿静脈よりも中枢側にある場合には，倍量投与が可能なリバーロキサバンでの治療を推奨する．また，肺塞栓症を伴う際にショックバイタルであるかを評価する．重症の肺塞栓症でショックバイタルである場合には，通常は tPA を用いた血栓溶解療法や経カテーテル的な血栓吸引・血栓溶解などが治療の選択肢にあるが，担がん患者においてこのような病態に至っている場合には多発転移を伴っていることが多いため，治療の選択肢が限られる．きわめて短期予後が悪い状態であることを，腫瘍専門医と共有する必要がある．また血栓溶解療法に関しては，血栓溶解療法はがんの予後が 1 年以上期

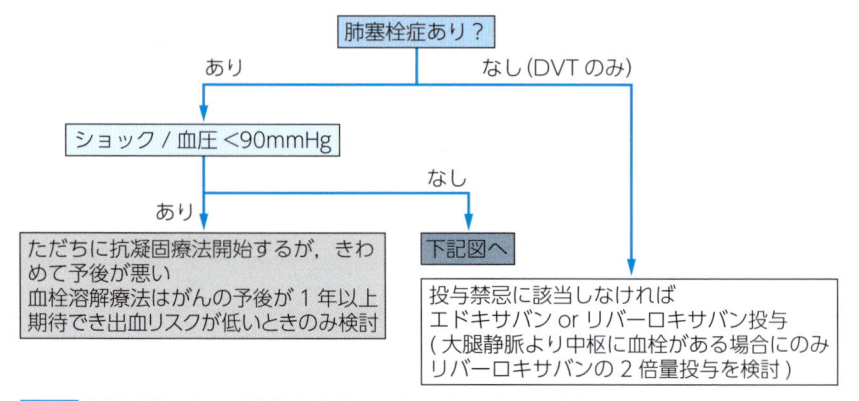

図1 三田病院における担がん患者の VTE アセスメント（1）

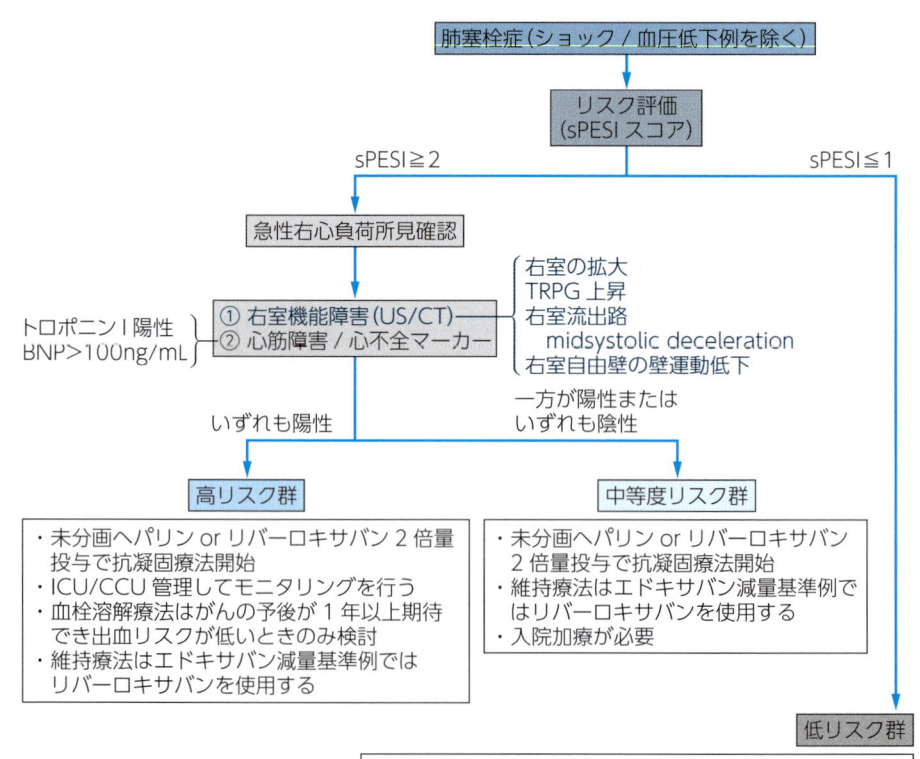

図2 三田病院における担がん患者の VTE アセスメント（2）

JCOPY 498-13438

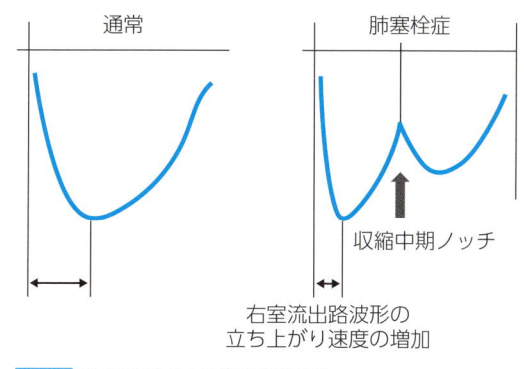

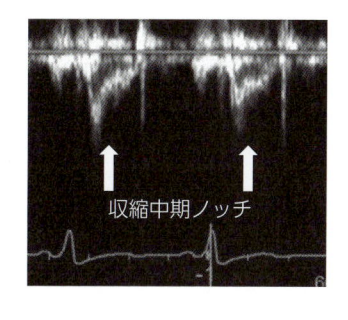

右室流出路波形

通常　　　　　　肺塞栓症

収縮中期ノッチ

右室流出路波形の
立ち上がり速度の増加

図3 肺塞栓症の右室流出路波形
右は実際のドップラー画像

待でき出血リスクが低い（未治療の消化器がんがなく，出血を起こす転移巣などが乏しい）ときのみ検討している．次にショックではない肺塞栓症の場合には，**表2** の sPESI スコアを評価する．担がん患者である時点ですでに 1 点であり，それに加えて他の指標が陽性であれば 2 点以上になる．もしも他の得点がつかない場合には，肺塞栓症は肺動脈内には血栓症はあるものの，循環動態や酸素化に影響を与えていない状態と考えられる．その場合には，抗凝固療法は通常量でのDOACs でもコントロール可能であるが，減量基準に抵触する例ではエドキサバン使用を避けるほうが好ましく，また血栓量が多い場合にはリバーロキサバン 2倍量を使用する．さらにがんのステージや PS を考慮し，がん自体の予後が不良な例では自宅での療養可能な期間を短縮させないためにも早期退院・外来治療も考慮する．

　一方，sPESI スコア 2 点以上の場合には基本的には入院加療が必要であり，さらに急性右心負荷所見の有無を確認する必要がある．右心負荷を評価する場合には，画像による所見とバイオマーカーによる評価の双方を必ず行う．画像上で急性右心負荷所見を示唆する所見としては，CT および心エコーにおける右室の拡大（心エコーでは拡張末期の心尖四腔像で右室/左室比が 1 以上）および心エコーにおける三尖弁逆流速度の増加や McConnell 徴候とよばれる右室自由壁基部の壁運動低下および，肺血管抵抗の上昇を示す右室流出路波形における収縮中期のノッチパターンの形成 **図3** である．

バイオマーカーとして利用するのは急性右心負荷による心不全や右室のストレッチにより上昇する BNP（または NT-pro BNP）および，右室負荷と肺循環障害や低酸素に伴う右室の灌流のバランスが崩れることにより起こるトロポニン I の上昇である．当院では BNP は 100 ng/mL 以上，トロポニン I に関しては高感度のもので陽性基準以上である場合を陽性所見ととっている．画像所見とバイオマーカーの両方が異常所見を呈する場合は，高リスク群〔ESC ガイドラインでいうところの中等度（高）リスク〕とみなし，それ以外の場合は中等度リスク群と判定する．高リスク群では急変の可能性が高いため，原則として ICU や CCU で管理してモニタリングを行うとともに，未分画ヘパリン or リバーロキサバン 2 倍量投与で速やかに抗凝固療法開始する．やはりこのケースも本来であれば血栓溶解療法を考慮しうる群であるが，担がん患者の場合にはがんの予後が 1 年以上期待でき出血リスクが低いときのみの検討としている．また維持療法はエドキサバン減量基準に抵触する例ではリバーロキサバンを使用している．中等度リスク群においては入院の上で未分画ヘパリン or リバーロキサバン 2 倍量投与で抗凝固療法を開始し，維持療法はやはりエドキサバン減量基準に抵触する例ではリバーロキサバンを使用する．

　維持療法は前述のとおり明確な規定はないが，がんが依然として治療中であった場合には，中等度リスク群以上であった例では継続的に治療する例が多い．一方，DVT のみであったり肺塞栓症があっても低リスク群である場合，または治療経過中に完全寛解や外科的切除が得られた場合には，6 カ月以上の抗凝固を行った後に中断することも可能である．しかし再発のリスクを考慮し，がん治療の主治医に定期的な D-dimer（ベースラインと比較することが重要）や DVT のフォローをお願いする必要がある．

　もう一点，抗凝固療法選択において重要なのが抗がん剤との代謝の兼ね合いである．以前よりワルファリンはフルオロウラシル系抗がん剤との併用で抗凝固作用が増強することが知られており，注意が必要である．消化器がんであるために DOACs の出血のリスクが高いことを考慮し，抗凝固薬としてワルファリンを使用していたら，S-1 などのフルオロウラシル系抗がん剤が使用開始されて INR が異常高値になったという事例があるため注意を要する．また実際の影響ははっきりしないものの，抗がん剤にも 表3 に示すとおり CYP3A4 で代謝を受けるものがあるため，思ったように治療効果が現れない場合には相互作用の可能性を考え

表3 CYPで代謝される主な抗がん剤

薬物名	CYP分子種
シクロフォスファミド	3A4 2A6 2B6 2C8 2C9
イリノテカン	3A4
ビンクリスチン	3A4
ビノレルビン	3A4
ビンデシン	3A4
ビンブラスチン	3A4
ドセタキセル	3A4
パクリタキセル	3A4 2C8
タモキシフェン	3A4 2D6
トレミフェン	3A4
アナストロゾール	3A4 1A2 2C9
レトロゾール	3A4 2A6
イマチニブ	3A4 2D6
ゲフィチニブ	3A4 2C9

て投与中の抗がん剤内容を確認することをお勧めする．

　最後に，VTE発生に対して予防的にDOACsを投与することに関する展望について触れたい．2018年末に発表された研究[14]では，Khoranaスコア2点以上のVTEのリスクが中等度以上ある担がん患者で化学療法を開始した例を対象に，DOACsのひとつであるアピキサバンのVTE予防効果と安全性のリスク・ベネフィットを評価するためのランダム化比較試験が公表された．その結果，アピキサバン群はプラセボ群に比べて大出血の発生が2倍（1.8％対3.5％）になるものの，VTE発症リスクが60％低下した（10.2％対4.2％）．これまでは予防投与が推奨されるのは免疫調整薬による化学療法の一部の例だけであったが，今後は整形外科手術と同様に，担がん患者に対してVTE高リスク群に対する血栓予防薬としてDOACsが用いられる可能性が示唆された．適切な血栓症のコントロールはがん自体の予後も改善すると以前から示唆されているため，今後は適切に対象を選択して低用量のDOACsを用いれば，VTE予防のベネフィットが出血のリスクを上回ることが期待される．

📖 文献

❶ Lee AY, Levine MN, Baker RI, et al. Low-molecular-weight heparin versus a coumarin for the prevention of recurrent venous thromboembolism in patients with cancer. N Engl J Med. 2003; 349: 146-53.

❷ Posch F, Königsbrügge O, Zielinski C, et al. Treatment of venous thromboembolism in patients with cancer: a network meta-analysis comparing efficacy and safety of anticoagulants. Thromb Res. 2015; 136: 582-9.

❸ Lee AY, Rickles FR, Julian JA, et al. Randomized comparison of low molecular weight heparin and coumarin derivatives on the survival of patients with cancer and venous thromboembolism. J Clin Oncol. 2005; 23: 2123-9.

❹ Kearon C, Akl EA, Ornelas J, et al. Antithrombotic therapy for VTE disease: CHEST Guideline and Expert Panel Report. Chest. 2016; 149: 315-52.

❺ Lyman GH, Bohlke K, Falanga A, et al. Venous thromboembolism prophylaxis and treatment in patients with cancer: American Society of Clinical Oncology clinical practice guideline update. J Oncol Pract. 2015; 11: e442-4.

❻ Mandalà M, Labianca R; European Society for Medical Oncology. Venous thromboembolism (VTE) in cancer patients. ESMO clinical recommendations for prevention and management. Thromb Res. 2010; 125 Suppl 2: S117-9.

❼ Farge D, Debourdeau P, Beckers M, et al. International clinical practice guidelines for the treatment and prophylaxis of venous thromboembolism in patients with cancer. J Thromb Haemost. 2013; 11: 56-70.

❽ Prandoni P, Lensing AW, Piccioli A, et al. Recurrent venous thromboembolism and bleeding complications during anticoagulant treatment in patients with cancer and venous thrombosis. Blood. 2002; 100: 3484-8.

❾ Francis CW, Kessler CM, Goldhaber SZ, et al. Treatment of venous thromboembolism in cancer patients with dalteparin for up to 12 months: the DALTECAN Study. J Thromb Haemost. 2015; 13: 1028-35.

❿ Raskob GE, van Es N, Verhamme P, et al. Edoxaban for the treatment of cancer-associated venous thromboembolism. N Engl J Med. 2018; 378: 615-24.

⓫ Young AM, Marshall A, Thirlwall J, et al. Comparison of an oral factor Xa inhibitor with low molecular weight heparin in patients with cancer with venous thromboembolism: results of a randomized trial (SELECT-D). J Clin Oncol. 2018; 36: 2017-23.

⓬ 田村雄一, 北方博規, 谷口浩久, 他. シングルドラッグアプローチも含む本邦におけるリバーロキサバンによる急性肺塞栓症の治療経験. Prog Med. 2016; 36: 817-26.

⓭ Konstantinides SV, Torbicki A, Agnelli G, et al. 2014 ESC guidelines on the diagnosis and management of acute pulmonary embolism. Eur Heart J. 2014;

35: 3033-69, 3069a-3069k.

⓮ Carrier M, Abou-Nassar K, Mallick R, et al. Apixaban to Prevent venous throm-boembolism in patients with cancer. N Engl J Med. 2019; 380: 711-9.

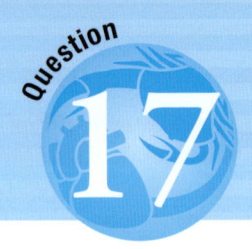

がん患者さんの肺高血圧症はどのように
診断・治療すればよいでしょうか?

まとめ

● チロシンキナーゼ阻害薬による薬剤性肺動脈性肺高血圧症は近年増加しており，早期に診断し薬剤を中止・変更すれば予後が良好であることが多い

● そのほかのがん合併の肺動脈性肺高血圧症においても，進行が速い割に治療反応は良好であることが多いため，急激な低酸素血症や右心負荷所見をきたす例では疑うことが重要である

　がん患者さんには肺塞栓症以外にも肺高血圧症を認めることがしばしばある．その原因は複数存在し，代表的なものとして，

① 薬剤性肺動脈性肺高血圧症

② 骨髄増殖性疾患にともなう肺高血圧症

③ 骨髄移植後の肺高血圧症

④ がんの肺動脈浸潤・肺動脈肉腫

⑤ PTTM（Question 18 で詳しく解説）

などがあげられるので，順に紹介していきたい．

① 薬剤性肺動脈性肺高血圧症

　薬剤性肺動脈性肺高血圧症とは，文字どおり薬剤投与に続発して肺循環障害を引き起こす肺高血圧症である．古くは 1970 年代から食欲減退薬として用いられ

JCOPY 498-13438

た Fenfluramine 使用に伴う肺高血圧症などの報告が中心であったが，近年は抗がん剤として用いられるチロシンキナーゼ阻害薬（TKI）使用に伴う PH の報告が増加している

TKI 使用に伴う肺高血圧症の最初の報告は 2012 年にフランスのグループから行われたものである[1]．フランスのグループは自国の患者レジストリーのデータを検索し，9 例の慢性骨髄性白血病の患者に肺動脈性肺高血圧症が合併していることを発見した．さらに検索を進めると，全例ダサチニブの投与を受けており，また診断時には 7 例が NYHA Ⅲ度以上の重症例であったにもかかわらず，薬剤中止後には半数以上の例が NYHA Ⅰ度まで改善しており，通常の肺動脈性肺高血圧症と異なり可逆性の病態を示していることがわかったのである．その後，ダサチニブだけではなくポナチニブ・ボスチニブなども薬剤性肺動脈性肺高血圧症を引き起こすことがわかった．

一方，TKI の中には肺高血圧症の治療薬として期待されていた薬剤もある．イマチニブやソラフェニブなどの薬剤は，肺動脈性肺高血圧症における血管平滑筋の増殖を抑制する作用が証明された[2]ことから，肺動脈性肺高血圧症に対する治験も行われた薬剤である．残念ながら副作用が大きかったため承認は見送られているものの[3]，同じ TKI でも片や肺高血圧症を引き起こし，片や肺高血圧症を治療する作用があるのは不思議な印象がある．その理由を示したのが肺血管内皮細胞への傷害性を検討した研究である[4]．ダサチニブをはじめとした肺動脈性肺高血圧症を引き起こす TKI は，ごく低用量で活性酸素刺激を介した血管内皮細胞のアポトーシスを引き起こすことがわかった．一方，イマチニブをはじめとした肺高血圧症の治療薬として期待された TKI にはこの内皮細胞障害の現象は認められず，したがって血管平滑筋細胞の増殖抑制によるリモデリング抑制が期待できるわけである．以上をまとめたものが 図1 になる．ダサチニブをはじめとした薬剤性肺動脈性肺高血圧症を引き起こす薬剤は，血管内皮障害をきたすことで初期には肺血管の攣縮を引き起こす．それにより肺血管抵抗の上昇および肺動脈圧の上昇が起こり肺高血圧症が完成する．しかし，血管内皮障害による血管攣縮は，早期に TKI を中止することで，内皮が再生し攣縮が軽快することにより可逆性が期待できる．しかしそのまま TKI の使用が持続すると，血管のリモデリングが進行して，肺高血圧症の可逆性が期待できない，すなわち後戻りできない状態まで至ってしまう．

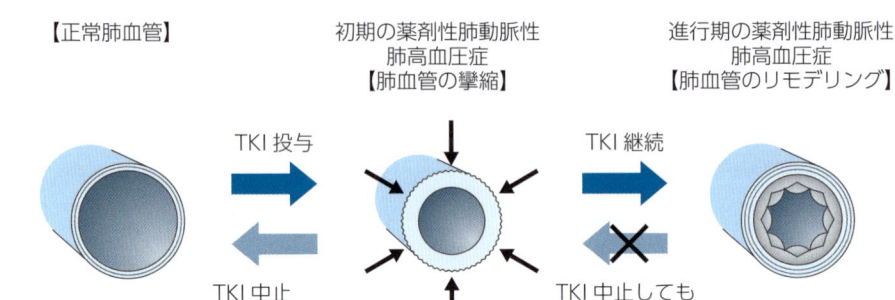

【正常肺血管】　　　初期の薬剤性肺動脈性　　　進行期の薬剤性肺動脈性
　　　　　　　　　　　　　肺高血圧症　　　　　　　　　肺高血圧症
　　　　　　　　　　　【肺血管の攣縮】　　　　　　【肺血管のリモデリング】

TKI 投与

TKI 継続

TKI 中止
＝ 可逆性あり

TKI 中止しても
可逆性なし

図1 TKI による肺血管変性の進行

表1 肺高血圧症の発症を考慮に入れたい抗がん剤

病態	肺動脈性肺高血圧症	PVOD
薬剤名	ダサチニブ ポナチニブ ボスチニブ	マイトマイシン C ブレオマイシン

　はじめにダサチニブによる肺動脈性肺高血圧症は薬剤中止により改善する例が多いことを述べたが，臨床的にはしばしば TKI 中止後も肺高血圧症の改善が乏しい例に遭遇する．そういった例は発見が遅れ，肺血管の不可逆性のリモデリングが進行したと考えられるのである．

　また最近では肺動脈側が損傷を受ける肺動脈性肺高血圧症だけではなく，マイトマイシン C など一部の抗がん剤の使用により肺静脈側の閉塞性病変をきたすことによる肺静脈閉塞性肺高血圧症 (pulmonary veno-occlusive disease: PVOD) をきたすことが報告されるようになっており，TKI による肺高血圧症と異なり治療抵抗性であることが示唆されているので，注意されたい[5] 表1 ．

　次に肺高血圧を具体的に疑う所見に関して触れたい．とくに TKI に伴う薬剤性肺動脈性肺高血圧症をはじめとして腫瘍循環器領域で目にする肺高血圧症は進行が急速であることが多い．とくに抗がん剤治療中の肺高血圧症は，以下の特徴を示す．

●貧血とは乖離した息切れの進行と低酸素血症

JCOPY 498-13438

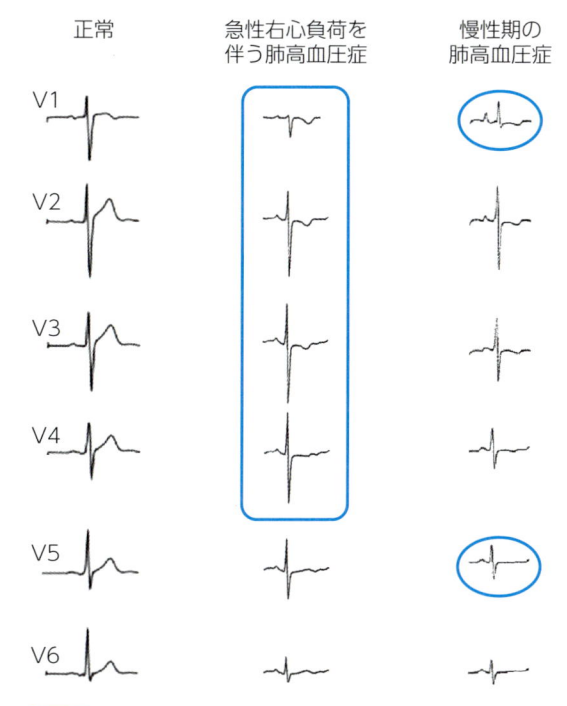

正常　　急性右心負荷を伴う肺高血圧症　　慢性期の肺高血圧症

V1　V2　V3　V4　V5　V6

図2 肺高血圧症を示唆する心電図検査所見
急性の右心負荷所見を呈した場合，心電図は V1〜3 の T 波の陰転化（V1 は 1 mm 以上）を認める．
慢性の場合は V5 の S 波の深化と V1 の R 波の増高（この順番に出てくる）が特徴．

- がん性リンパ管症や胸水貯留など呼吸不全をきたす他の腫瘍関連合併症がない
- 心電図上で急性の右心負荷所見をきたす

　慢性の肺高血圧症であれば，V5 誘導の S 波の深化や V1 誘導の R 波の増高をはじめとする右心負荷所見をきたすことが知られているが，腫瘍循環器領域における肺高血圧症においては肺高血圧症が急激に進行することが多いため，肺塞栓症に類似した急性の右心負荷所見しか呈さないことがあり注意を要する **図2**．

　また肺高血圧症を疑った場合には心エコー検査が最も有効である．**図3** に示すような右室の形態学的変化（右室の拡大およびそれに伴う左心室の圧排所見）や，三尖弁逆流速度の増加を認めた場合には，速やかに右心カテーテル検査を行い肺高血圧症の確定診断を行うことが望ましい．また **図3** にもあるとおり，三

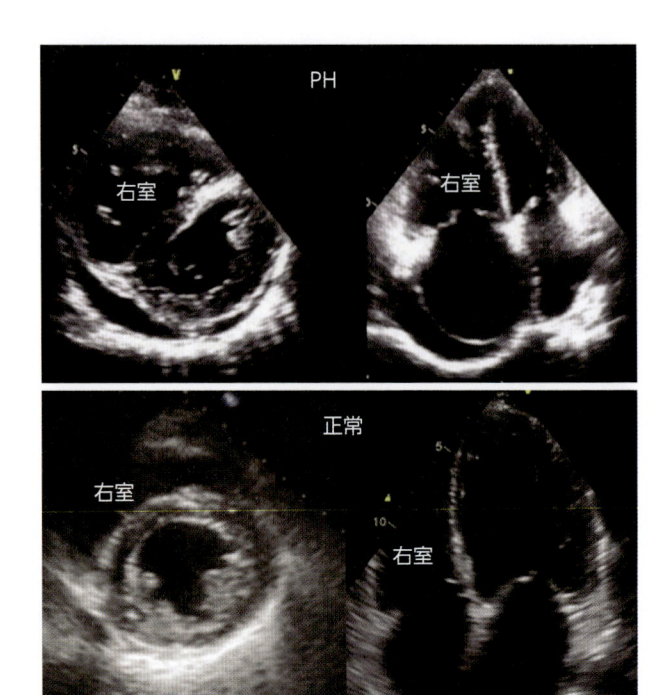

形態的変化（右室の拡大）

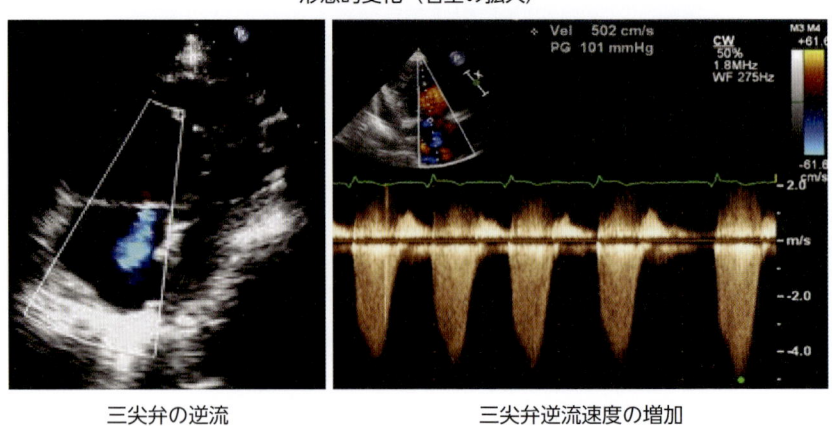

三尖弁の逆流　　　　　　　三尖弁逆流速度の増加

図3 肺高血圧症を示唆する心エコー所見

表2 三田病院における抗がん剤による薬剤性肺動脈性肺高血圧症の診断と治療方針

対処法	正常範囲	薬剤性肺動脈性肺高血圧症	
		原因薬剤の中止を考慮	原因薬剤を中止し，肺血管拡張薬を開始する
平均肺動脈圧	15 mmHg 以下	21〜24 mmHg	≧25 mmHg
肺動脈楔入圧	5〜10 mmHg	≦15 mmHg	≦15 mmHg
肺血管抵抗	1〜2 Wood 単位	＞2 Wood 単位	≧3 Wood 単位

尖弁逆流速度は必ずしも逆流量と一致しないこともある．一見，逆流量が少なく見えたとしても，ドップラーエコーで計測してみると三尖弁逆流速度はかなり速く，圧較差が強く存在することがあるため，スクリーニングを行う際には逆流量だけではなく必ず逆流速度を計測することが大切である．

　診断のための右心カテーテル検査においては以下の3点を確認する必要がある，すなわち，① 平均肺動脈圧，② 肺動脈楔入圧および，③ 肺血管抵抗である．平均肺動脈圧は肺高血圧症の診断に最も重要であり，最近では＞20 mmHg をカットオフとするべきであると提唱されている❻．患者に息切れの症状があり，カテーテル検査所見上でも平均肺動脈圧が20 mmHg より大きく，肺動脈楔入圧は15 mmHg 以下であり，かつ肺血管抵抗が正常上限である2 Wood 単位を超過している場合，薬剤性の前毛細血管性の肺高血圧症，すなわち前述のような肺動脈末梢の血管攣縮を伴うような反応が生じている可能性が高い．その場合には速やかに被疑薬をいったん中止し，症状の改善が認められるかどうかを検討する必要がある．また平均肺動脈圧が25 mmHg 以上で肺血管抵抗が3 Wood 単位以上の場合には，肺血管拡張薬の投与を考慮する必要がある 表2 ．

　肺血管拡張薬の投与に関しては，薬剤性肺動脈性肺高血圧症に限ったエビデンスは存在しないものの，肺動脈性肺高血圧症におけるエビデンスは豊富に存在する．当院では薬剤相互作用が少なく，忍容性が高く，長期効果のエビデンスがある❼エンドセリン受容体拮抗薬の一種であるマシテンタン 10 mg の投与から開始することが多い．平均肺動脈圧が高値である肺高血圧症においては標準的には肺高血圧症の薬剤の複数投与が推奨されているが，早期に発見できた場合には原因薬剤の中止と肺高血圧症治療薬1種類の投与で治療効果が十分に期待できること

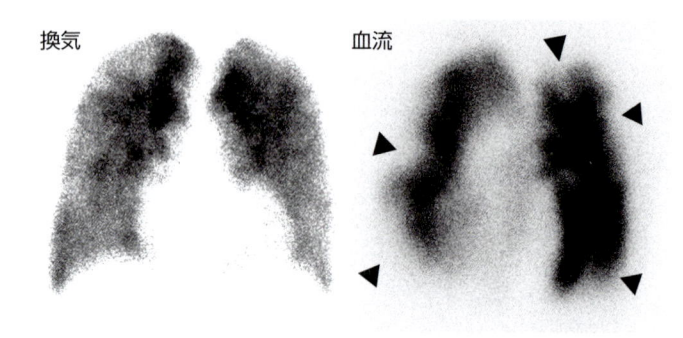

換気　　　　　　血流

図4 血小板血症の患者に認めた慢性肺血栓塞栓性肺高血圧症を
示唆する肺血流シンチグラフィーの多発楔状欠損像

が多い．また原病に対する治療としては TKI の種類を変更する必要がある．

② 骨髄増殖性疾患に伴う肺高血圧症

　抗がん剤治療によらず，骨髄増殖性疾患の経過中に肺高血圧症を発症する例にもしばしば遭遇する．骨髄増殖性疾患には真性多血症・骨髄線維症・血小板血症があるが，骨髄線維症に伴う肺動脈性肺高血圧症の報告が多い．その機序としては肺の微小循環において myeloid progenitor cell が蓄積し，それが IL-6 などの肺血管のリモデリングを促進するサイトカインを放出することにより進行する機序が考えられている❽．また血小板血症の場合には凝固能亢進に伴い慢性肺血栓塞栓性肺高血圧症を合併する例が多いことから，造影 CT や肺血流シンチグラフィーなどによって血栓像を検索する必要がある **図4**．

　肺動脈性肺高血圧症の場合には肺血管拡張薬の投与によって治療効果を期待できることが多いが，蓄積した myeloid progenitor cell の放射線照射に対する感受性が高いことから，1 Gy 以下の低用量の放射線を全肺照射する治療法も症例報告レベルでは効果が認められている❾．なお，骨髄線維症で血小板減少が認められる場合以外には，血液は過粘稠状態にあるため，二次的な肺動脈の血栓閉塞を予防するために抗凝固療法を併用したほうがよい．

③ 骨髄移植後の肺高血圧症

　血液がんの治療のために骨髄移植を行った症例に対して，肺高血圧症を合併す

ることがある。血液がんに合併する肺高血圧症は肺静脈閉塞性肺高血圧症（PVOD）を疑うべきと従来から言われており、特に骨髄移植後には移植片対宿主病（GVHD）の一つとしてPVOD様の臨床所見を示す肺高血圧症が発症することがある❿。すなわち、小葉中心性のすりガラス陰影や肺拡散能の著明な低下および低酸素血症をきたす肺高血圧症を認めることが特徴である。ただし、骨髄移植後に発症する肺高血圧症は可逆的であるとの報告もあり⓫⓬、何らかの免疫反応を介してTKIに伴う肺動脈性肺高血圧症と同様に血管内皮障害が主に寄与していることが想定される。

▶ 症例——51歳男性　骨髄移植後に発症した重症肺動脈性肺高血圧症

　生来健康であったが、49歳時に下顎・鼠径リンパ節腫大および発熱を契機に、他院で血管免疫芽球性T細胞性リンパ腫と診断された。CHOP療法を8コース施行され、一時は寛解が得られたものの再燃したため、非血縁者間同種骨髄移植を施行するため血液内科に入院した。移植前処置としてフルダラビン25 mg/m^2/day×5日間、メルファラン140 mg/m^{2}の投与および全身放射線照射2 Gy×2回を行った。第36病日（Day 0）に骨髄移植を行い特に有害事象なく輸注を終了した。

　Day 87にNYHA III度の呼吸困難および労作時にSpO$_2$: 80％台（室内気）の急激な低酸素血症を認めたため、胸部単純X線を施行したところ両側胸水貯留とびまん性の肺野の陰影を認め心不全の評価のために循環器内科に診療依頼があった 図5 。

　胸部単純CTを施行したところ 図6 に示すように小葉中心性のすりガラス陰影と胸水貯留および心嚢液貯留（右下）が認められた。心不全評価のために右心カテーテル検査を行ったところ、 表3 に示すとおり肺動脈性肺高血圧症の所見を認めた。

　原因精査としてPETおよび呼吸機能検査・拡散能検査を行ったところ、PETでの集積は認めず原疾患は寛解を維持していたが、％DLco: 20％と著明な低下を認めた。高度な低酸素血症・CT所見および％DLcoの著明な低下から骨髄移植後のPVODの可能性が高いと判断した。肺血管拡張薬も慎重に投与する必要があると考えられたため、Day 145よりクエン酸シルデナフィル単剤での内服を開始した。しかし予想に反して内服開始後には酸素化および呼吸困難症状は著明に改善

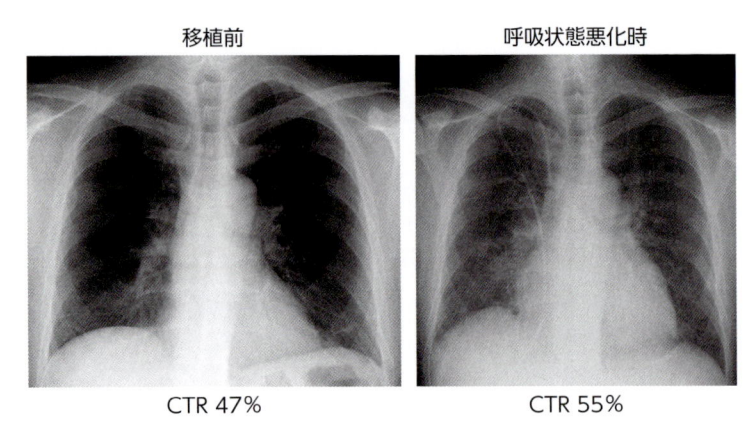

移植前　　　　　　　　　　　呼吸状態悪化時

CTR 47%　　　　　　　　　　CTR 55%

図5 呼吸状態悪化時の胸部単純 X 線写真
心拡大と肺の陰影が目立つ

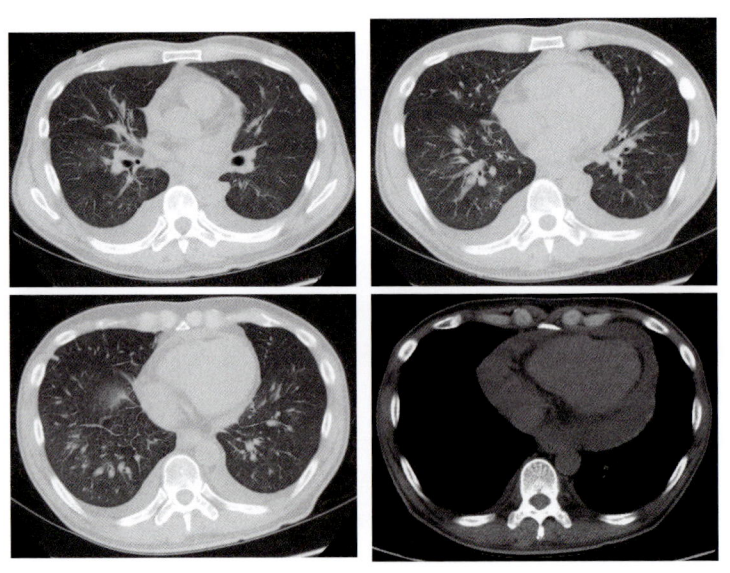

図6 胸部単純 CT
胸部単純 CT では小葉中心性のすりガラス陰影と胸水貯留および心嚢液貯留
（右下）が認められた

し右心不全の発症なく経過したため，Day 154 に退院とした．その後酸素化も改善し，退院後約 4 カ月で右心カテーテル検査を施行したところ平均肺動脈圧 17 mmHg と肺高血圧症は正常範囲内まで改善しており，臨床症状も NYHA I 度ま

JCOPY 498-13438

表3 診断時右心カテーテル検査結果

右房圧 (mmHg)	平均肺動脈圧 (mmHg)	肺動脈楔入圧 (mmHg)	心拍出量 (L/min)	肺血管抵抗 (Wood 単位)
3	35	7	3.56	7.9

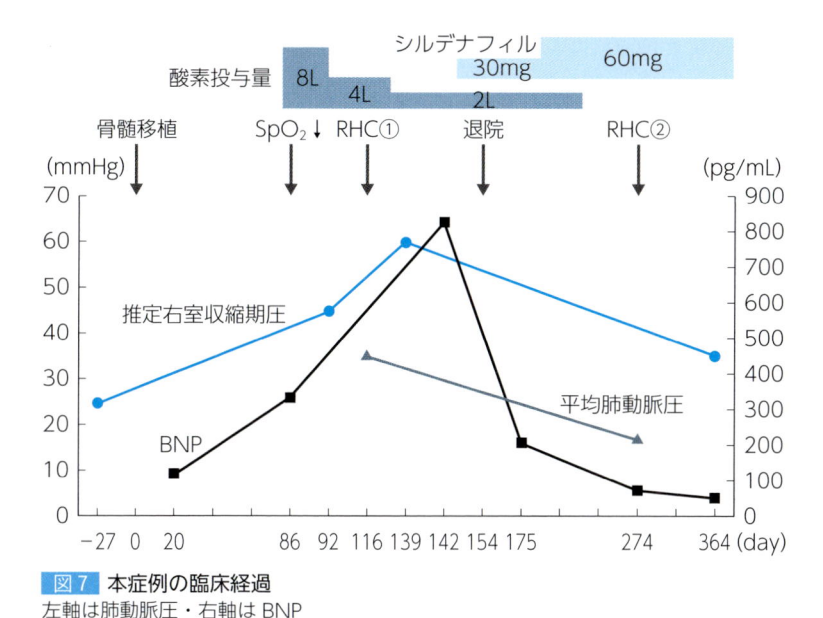

図7 本症例の臨床経過
左軸は肺動脈圧・右軸は BNP

で回復した 図7 .

　本症例は前述のとおり骨髄移植後に発症した PVOD を疑う症例である．骨髄移植後の肺高血圧症でしばしば報告されているように，肺血管拡張薬の投与によって急性期を乗り越え，その後も高い治療効果を発揮して血行動態も正常化することができた．このように骨髄移植後の肺動脈性肺高血圧症は，通常の臨床経過とは異なり予想よりも良好な治療反応を示すことが期待されるため，肺高血圧症が発症する可能性があり，疑った際には右心カテーテル検査を行い診断を確定させること，および肺血管拡張薬は単剤からの介入でよいので早期に治療介入を施行することが推奨される．

④ がんの肺動脈浸潤・肺動脈肉腫

　肺がんや肺動脈肉腫によって肺動脈中枢部位に狭窄をきたし，肺高血圧症を引き起こすことを稀に経験する．この場合には肺高血圧症の治療薬はほとんど有効ではなく，右心不全や酸素化を改善させる唯一の手段は姑息的に占拠性病変を取り除くことである．右心カテーテル検査を行う際にも，バルーンを膨らませたままでは病変部位を通過しないこともあり，血行動態評価もままならないことがあるので，施行する際には十分な注意が必要である．

📖 文献

❶ Montani D, Bergot E, Günther S, et al. Pulmonary arterial hypertension in patients treated by dasatinib. Circulation. 2012; 125: 2128-37.

❷ Barst RJ. PDGF signaling in pulmonary arterial hypertension. J Clin Invest. 2005; 115: 2691-4.

❸ Hoeper MM, Barst RJ, Bourge RC, et al. Imatinib mesylate as add-on therapy for pulmonary arterial hypertension: results of the randomized IMPRES study. Circulation. 2013; 127: 1128-38.

❹ Guignabert C, Phan C, Seferian A, et al. Dasatinib induces lung vascular toxicity and predisposes to pulmonary hypertension. J Clin Invest. 2016; 126: 3207-18.

❺ Perros F, Günther S, Ranchoux B, et al. Mitomycin-induced pulmonary veno-occlusive disease: evidence from human disease and animal models. Circulation. 2015; 132: 834-47.

❻ Simonneau G, Montani D, Celermajer DS, et al. Haemodynamic definitions and updated clinical classification of pulmonary hypertension. Eur Respir J. 2019; 53. pii: 1801913.

❼ Pulido T, Adzerikho I, Channick RN, et al. Macitentan and morbidity and mortality in pulmonary arterial hypertension. N Engl J Med. 2013; 369: 809-18.

❽ Steensma DP, Hook CC, Stafford SL, et al. Low-dose, single-fraction, whole-lung radiotherapy for pulmonary hypertension associated with myelofibrosis with myeloid metaplasia. Br J Haematol. 2002; 118: 813-6.

❾ Weinschenker P, Kutner JM, Salvajoli JV, et al. Whole-pulmonary low-dose radiation therapy in agnogenic myeloid metaplasia with diffuse lung involvement. Am J Hematol. 2002; 69: 277-80.

❿ Holcomb BW Jr, Loyd JE, Ely EW, et al. Pulmonary veno-occlusive disease: a case series and new observations. Chest. 2000; 118: 1671-9.

JCOPY 498-13438

⓫ Limsuwan A, Pakakasama S, Hongeng S. Reversible course of pulmonary arterial hypertension related to bone marrow transplantation. Heart Vessels. 2011; 26: 557-61.

⓬ Steward CG, Pellier I, Mahajan A, et al. Severe pulmonary hypertension: a frequent complication of stem cell transplantation for malignant infantile osteopetrosis. Br J Haematol. 2004; 124: 63-71.

がん患者さんの肺高血圧症はどのように診断・治療すればよいでしょうか？

PTTM とはどのような病態で診断・治療はどのようにすればよいでしょうか？

まとめ

- ●PTTM は腫瘍細胞が肺動脈に塞栓しサイトカイン放出などにより急激に肺高血圧症と低酸素血症を引き起こす病態である
- ●特徴的なシンチグラフィー像を記憶し，早い原病の診断と抗がん剤治療開始が転帰を分ける
- ●イマチニブによる治療は今後期待をされる治療オプションである

PTTM は pulmonary tumor thrombotic microangiopathy の略であり，腫瘍に伴う肺高血圧症をきたすものの中でもきわめて予後不良の病態の一つである．本疾患は 1990 年に von Herbay らがはじめて報告した[1]．肺動脈の微小腫瘍塞栓を起こす現象は古くから知られており，がん患者の剖検例の 3％ に存在するが，PTTM では肺動脈の微小腫瘍塞栓が急速に進行するものであり，急激な肺高血圧症とそれに伴う低酸素血症をきたす．原因は胃がんが過半数を占め大半が腺がん，特に印環細胞がん/粘液がんなど粘液産生性の腫瘍である．

PTTM は以下のような臨床的特徴を示す．

- ●急激な息切れ・心不全症状の悪化・肺高血圧症の進行
- ●酸素化が非常に悪い（室内気で SpO_2＜85％ となることも多い）
- ●がんよりも肺高血圧症の診断が先行することがある
- ●カテーテルを用いた肺動脈の吸引細胞診で確定診断を行うことが多い
- ●原病の治療（抗がん剤）が有効であり，肺高血圧症治療薬は効果が乏しい

JCOPY 498-13438

病理学的特徴として，① 血管内の腫瘍塞栓，② 血管内膜の線維性肥厚，③ 血栓の器質化と再疎通像という所見があげられているが，生前に組織診断を行うことは困難なことが多いため，その代替手段としてカテーテルを用いた肺動脈の吸引細胞診で確定診断を行うことが多い．具体的にはカテーテル（いわゆる熱希釈測定ができるスワン・ガンツカテーテルよりも，内腔径が大きいウェッジバーマン・カテーテルのほうが吸引しやすいので筆者はこちらを用いている）を肺動脈に楔入させることで肺動脈よりも末梢の血液が吸引できるようにしておき，ヘパリンコーティングもしくは 500 単位程度のヘパリンを入れた 50 mL シリンジで吸引を行う．十分に陰圧をかけないと吸引できないくらいのペースのほうが，肺動脈内の血液が混入しないため，診断感度は上昇する．血液サンプルは多ければ多いほどよいので，最低 20 mL 程度の血液を吸引し，細胞診に提出する．

PTTM が急激な増悪の経過をたどる理由として考えられているのが，塞栓となった腫瘍細胞からのサイトカインなどの放出である．初期の段階では肺小動脈において腫瘍塞栓を形成するだけであるが，その後に腫瘍栓に対する免疫反応を介した線維性内膜増殖や血栓形成が起こり，血管内腔の狭小化と閉塞が急速に進行すると考えられている．特に血清中の VEGF が上昇したり，塞栓となった腫瘍細胞において tissue factor（TF）や fibroblast growth factor-2（FGF-2）や VEGF が多量に放出されたりするという報告から示唆されるように，局所における反応が凝固能亢進を助長し，急速に肺動脈の閉塞やリモデリングが進行すると考えられている[2,3]．

このような病態の疾患であることから，肺高血圧症の重症度に対する評価や肺高血圧症治療薬に関してはあまり意味がない．肺高血圧症の治療を行うのではなく，原病の治療を行うことが唯一の治療法であるため，いかに早く診断を行い，適切な化学療法を開始できるかが救命にあたっては重要になる．

急激に進行する肺高血圧症と低酸素血症，および肺血流シンチグラフィー上で後述の症例に認められるような特徴的なシンチグラフィー像を呈する場合には，PTTM を疑い，

- ●胃がん（内視鏡で確定診断せざるを得ない印環細胞がんであることがある）
- ●乳がん
- ●婦人科系腫瘍

などをはじめとしたがんの検索を行う必要がある．

また最近の報告では PTTM の患者に対してイマチニブを投与することで肺高血圧症が改善し生存期間延長に有効であったとの報告がある[4]．PTTM の中には前述のサイトカインに加えて血中および肺動脈にある腫瘍細胞中のPDGFの産生が亢進している症例があり，イマチニブを投与することでPDGFの活性を抑えることができれば，PDGF 依存的に肺高血圧が進行している PTTM の症例では急性期を乗り切る効果が期待できる．しかしどの症例に効果があるかについては治療介入前に判別できず，また保険適応外であることから，限られた肺高血圧症診療施設で試みられている医療になってしまうが，著効する例が存在することから今後の展開に期待を抱くことができる．

▶ 症例——64 歳女性　肺動脈吸引細胞診で PTTM の診断を行い長期生存した例

生来健康であったが，2 カ月前より労作時の息切れを自覚，咳嗽を伴っていたため，喘息と診断され加療された．改善が乏しく，息切れが NYHA III度まで進行したため循環器内科を受診し，心エコー上で肺高血圧症が疑われたため紹介受診となった．

来院時には酸素化が不良で SpO_2 84％（室内気）であり，心電図上では V1-3 の T 波の陰転化や 2 峰性の T 波を認め急性の右心負荷を示唆する所見が認められた 図1 ．

心エコー上では右室の拡大と三尖弁の逆流を認め，三尖弁逆流速度から推定した推定肺動脈収縮期圧は 52 mmHg であった 図2 ．著明な低酸素血症や急激な経過から肺塞栓症を疑いダイナミック CT と肺血流シンチグラフィーを施行したところ，CT 上で肺動脈の血栓像は認められなかったものの胃がんと腹膜播種の所見が認められた．また肺血流シンチグラフィーでは 図3 に示すとおり PTTM に特徴的な両側の末梢における多発微小欠損像が認められた．

以上のことから上部消化管内視鏡検査検査を行い，生検組織から印環細胞がんを証明すると同時に，右心カテーテル検査で肺高血圧症の血行動態を証明し，肺動脈吸引細胞診からは Class V の細胞を検出したことから，PTTM の診断に至った 表1 ．

確定診断の即日，S-1（経口 5-FU 抗がん剤）＋シスプラチンによる化学療法を開始し，同時に肺高血圧症治療薬であるシルデナフィル 60 mg 3× による治療を開始した．幸い，一過性に治療は奏効し，肺高血圧と低酸素血症は徐々に改善し

JCOPY 498-13438

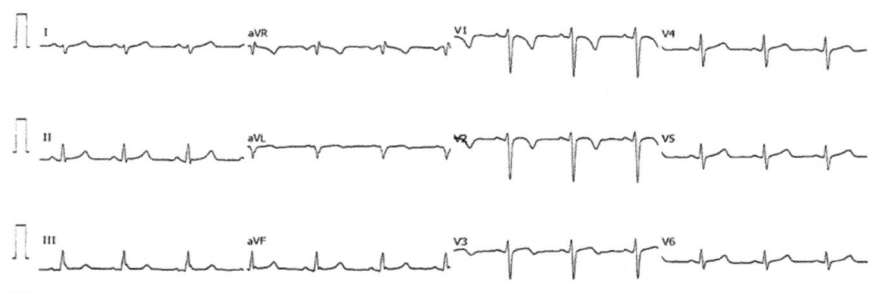

図1　心電図所見
V1-3 の T 波の陰転化が急性右心負荷を示唆する

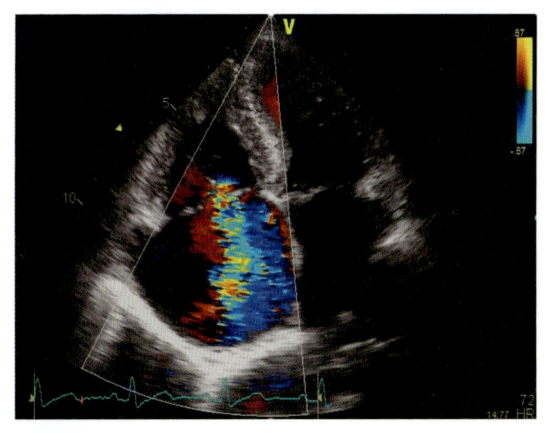

図2　心エコー所見
右室の拡大と三尖弁の逆流を認める

たが，3 カ月後に原病の進行により永眠された．

　本症例のように PTTM を引き起こした例は原病のがんが進行性である場合が多いため，中期的にみると予後は不良である場合が多い．ただし，急激に進行する肺高血圧症を放置すると 1 週間〜10 日以内に死亡の転帰をたどる場合がほとんどであり，転院日に残念ながら死亡した例も経験している．以上の観点からPTTM においては，疑って一刻も早く診断を行うことが非常に重要であり，初期治療の効果があれば肺高血圧症が予後規定因子にならないくらい改善できるケー

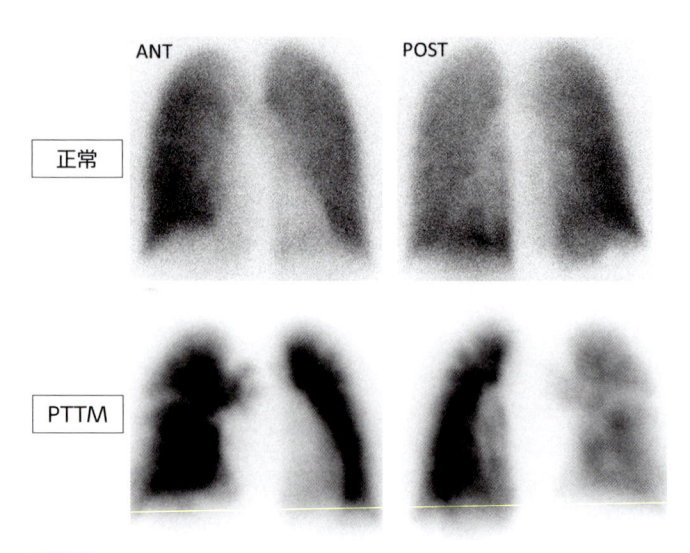

ANT　　　　　　POST

正常

PTTM

図3　肺血流シンチグラフィー
PTTM では末梢の細かい多発欠損像を呈することが特徴

表1　右心カテーテル検査結果

右房圧 （mmHg）	平均肺動脈圧 （mmHg）	肺動脈楔入圧 （mmHg）	心拍出量 （L/min）	肺血管抵抗 （Wood 単位）
9	38	10	2.21	12.7

スもあることを理解していただきたい.

📖 文献

❶ von Herbay A, Illes A, Waldherr R, et al. Pulmonary tumor thrombotic microangiopathy with pulmonary hypertension. Cancer. 1990; 66: 587-92.

❷ Sato Y, Marutsuka K, Asada Y, et al. Pulmonary tumor thrombotic microangiopathy. Pathol Int. 1995; 45: 436-40.

❸ Miyano S, Izumi S, Takeda Y, et al. Pulmonary tumor thrombotic microangiopathy. J Clin Oncol. 2007; 25: 597-9.

❹ Ogawa A, Yamadori I, Matsubara O, et al. Pulmonary tumor thrombotic microangiopathy with circulatory failure treated with imatinib. Intern Med. 2013; 52: 1927-30.

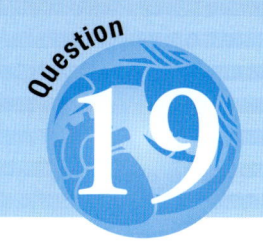

がん患者の心臓リハビリテーションは
どのように考えますか？

まとめ

- がん患者およびがんサバイバーに対する心臓リハビリテーションの有効性は確立しており，特にハイリスクのがんサバイバーへのアセスメントと介入は重要
- がん患者特有の問題として長期入院や抗がん剤の作用によるディコンディショニングがあり，レジスタンス・トレーニングを含めた介入を検討する
- 骨転移や血球減少など運動療法実施に当たって配慮すべき特有のこともあるので注意する

　心血管領域の二次予防において心臓リハビリテーションの効果は実証されており，虚血性心疾患の治療後など心血管イベントのリスクが高い群に対しては心臓リハビリテーションの実施は Class A で推奨されている．もっとも，推奨されていても施設へのアクセスやアドヒアランスの問題から，なかなかうまくいかないのが心臓リハビリテーションの難しいところである．これまで述べてきたように，早期発見の治療の進歩によってがん患者の予後は劇的に改善しており，がんサバイバーに対する長期的かつ包括的なケアが問題となってきている．その中でも大きな問題は心血管疾患の罹患であり，がん罹患後に 5 年以上生存した例に関しては，心血管関連死亡のリスクが 1.7〜3.6 倍にもなると報告されている[1][2]．

　その理由は，① 患者背景におけるリスク：高血圧・高齢・肥満，② 抗がん剤に

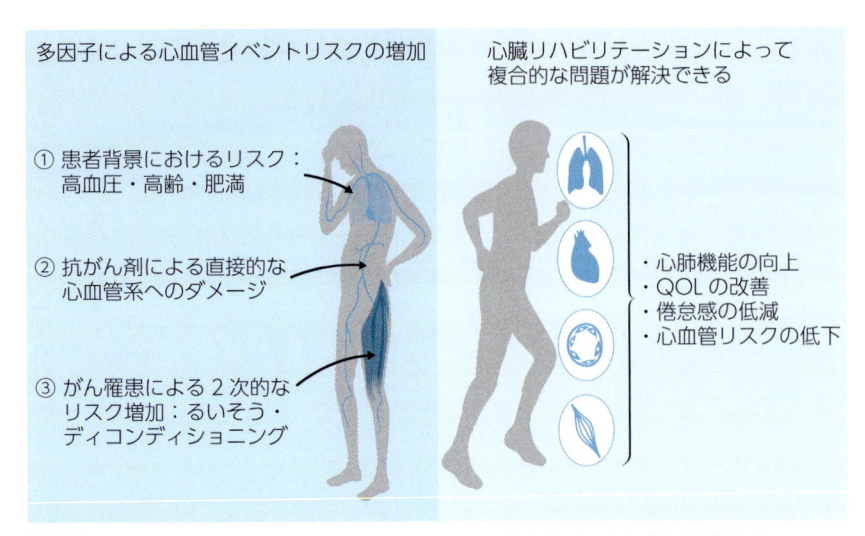

図1 心臓リハビリテーションはがんサバイバーの心血管リスクに対する魔法の
ソリューション?!
(Gilchrist SC, et al. Circulation. 2019; 139: e997-e1012[3]を改変)

よる直接的な心血管系へのダメージ，③ がん罹患による二次的なリスク増加: る
いそう・ディコンディショニングなどが複合的に関与するとされており，心臓リ
ハビリテーションを実施することによってこれらに対して包括的に対処でき，さ
らにがんサバイバーにおける QOL の改善も期待できる **図1** ．

心肺機能に関してもがん治療によって受ける影響は心筋への直接的な影響にと
どまらず，がん治療に伴う長期間の安静・臥床の結果，ディコンディショニング
すなわち運動能力の低下・心拍数や血圧調節の異常・骨格筋の萎縮・骨粗鬆症な
どの身体調節機能の異常が生じ，運動耐容能が低下することが知られている．た
とえば長期の無菌室管理を強いられる骨髄移植では最高酸素摂取量や下肢筋力が
有意に低下し，特に下肢筋力は GVHD の発生などにより入院期間が長期化する
とその影響が顕著になることが知られている[4]．またこれら治療の影響は一時的
ではなく治療後も残存し，40〜50 歳代の乳がん患者においては 30% も心肺機能
が低下しており，他のがんサバイバーにおいても同様の傾向があることが知られ
ている[5]．

そのような点を踏まえて，米国心臓病学会（AHA）のステートメント[3]では

表1 積極的に心肺運動負荷試験および心臓リハビリテーションの介入を考慮すべき患者群

1. 高用量アントラサイクリン（ドキソルビシン≧250 mg/m^2・エピルビシン≧600 mg/m^2）での治療後の患者
2. 心臓が照射部位に含まれる高線量放射線療法（≧30 Gy）
3. 心臓が照射部位に含まれる低線量放射線療法（＜30 Gy）＋低用量アントラサイクリン（ドキソルビシン＜250 mg/m^2）の併用
4. 低用量アントラサイクリン（ドキソルビシン＜250 mg/m^2）またはトラスツズマブ単独使用例のうち以下の 4 つのいずれかの項目を満たすもの ・治療中・治療後の冠動脈疾患危険因子（喫煙・高血圧・糖尿病・脂質異常症・肥満）が 2 つ以上 ・がん治療時に 60 歳以上 ・心機能低下（LVEF50〜55％の境界域低下例を含む） ・心疾患（心筋梗塞の既往および中等度以上の弁膜症）
5. 低用量アントラサイクリン（＜250 mg/m^2）使用後のトラスツズマブ使用例

(Gilchrist SC, et al. Circulation. 2019; 139: e997-e1012[3]を改変)

表1 に示す患者群に対しては心不全の発症リスクが高いと捉え，心肺運動負荷試験による運動耐用能の評価と必要時の心臓リハビリテーションの介入を推奨している．なお，このリスク評価は，米国臨床腫瘍学会（ASCO）による成人がんサバイバーにおける心筋障害の予防と診断に関する診療ガイドライン[6]の内容を踏襲したものである【Question 5 参照】．

前述の米国心臓病学会（AHA）のステートメントにおいては，これらのリスクを持つ患者のうち，心不全症状がある患者や心疾患の既往がある患者およびLVEF 50〜55％の境界域低下例を含む左室機能低下を認める患者に対しては，循環器内科へのコンサルテーションが推奨されている．またそれ以外の患者に関しても，症状の有無にかかわらず 1 度心肺運動負荷試験を行うことが推奨されている．それにより，治療対象とするべき心疾患の有無の検討および，心臓リハビリテーションの介入が妥当かどうかを検証するのである．

また心肺運動負荷試験や運動療法をはじめるにあたり，一般的な注意事項，すなわち異常な高血圧や高度な弁膜症・虚血が存在しないかなどの要素に加えて，がん患者特有の問題点として **表2** のポイントに注意して安全に心肺運動負荷試験や運動療法を行う必要がある．

さらに，がん患者に対して心臓リハビリテーションによる介入を行う際には，

表2 がん患者の運動負荷試験・心臓リハビリテーションにおいて考慮すべき安全性のポイント

運動耐容能評価時・運動開始時の注意		がんの合併症に付随する注意
末梢血 ・<Hgb 8 g/dL の貧血がないか ・好中球数が>500/μL 存在するか ・血小板が>5 万/μL 存在するか	・運動時に悪心/嘔気の自覚がないか ・24 時間以内の嘔吐がないか ・見当識障害がないか ・視野のぼやけがないか ・オピオイドを使用していないか	・感染症がないか ・甲状腺機能や糖尿病・電解質の急性の異常がないか ・新規のリンパ浮腫がないか ・運動を行うことに対して肉体的・精神的負荷がないか ・術後の創傷治癒は十分か ・骨転移・脳転移がないか

(Gilchrist SC, et al. Circulation. 2019; 139: e997–e1012[3]を改変)

上記の安全性のポイントに加え，がん患者特有の以下の点も注意する必要がある．

① 血圧上昇をきたす抗がん剤（レンバチニブやベバシズマブなど）を開始し血圧の変動が新たに起こっていないか

② 新たに心筋に影響を与える化学療法（トラスツズマブ）などが開始されていないか

③ 上肢への放射線療法後に動脈変性をきたすリスクがあるため一度は左右の血圧に差がないことを確認する（鎖骨下動脈盗血症候群を起こす例もある）

④ 化学療法や長期入院の影響で体重減少やディコンディショニングの進行がないか

以上の点を踏まえながら以下の基準で運動処方を行う場合が多い．特にレジスタンス・トレーニングは QOL の改善にも有効であるので，下肢筋力の評価を行い積極的に介入する意義が高い．

有酸素運動: 50〜70%の peak HR での運動処方もしくは介入開始時は AT レベルでもよい

レジスタンス・トレーニング: 下肢筋力低下を中心としたディコンディショニングを伴う例が多いことから，8〜10 RM（レペティション・マキシマム）の運動強度でのレジスタンス・トレーニングを行う

JCOPY 498-13438

最後に，がんサバイバーに対して心筋障害のアセスメントおよび心臓リハビリテーションの介入を行い有効であった具体例を示す．

▶ 症例——69歳男性　心臓リハビリテーションを行ったがん治療後の例

【診断名】アントラサイクリン系抗がん剤による心筋障害

【既往歴】高血圧症・リンパ腫（びまん性大細胞型B細胞リンパ腫）

【家族歴】特になし

【経過・現病歴】

40歳代より高血圧症で他院に通院中であったが，8年前に他院で限局性のびまん性大細胞型B細胞リンパ腫の診断を受けた．R-CHOP療法を8コース施行され，寛解が得られており，現在まで再発は認められていない．検診で心室性期外収縮の頻発を指摘され精査目的で紹介．心臓超音波所見上で全周性の左室壁運動低下およびLVEF 52％とボーダーラインの心機能低下が疑われたため精査を行った．冠動脈造影で虚血性心疾患は認められず，心筋生検では非特異的な所見を認めるのみであった．左室機能低下を認め，他の器質的心疾患は否定されたことから，アントラサイクリン系抗がん剤による心筋障害が疑われた．症状はNYHA Ⅱ度であるため，内服加療に加えて心肺運動負荷試験を行い，運動耐容能の評価と運動療法の介入を検討した．

【評価】

① 身体所見: 身長165 cm，体重60.4 kg，血圧146/83 mmHg，脈拍62 bpm 整

② 心機能所見: 心エコー上LVEF 52％で全周性に壁運動が低下．冠動脈には有意狭窄は認めず，心臓MRIでは心筋の一部に冠動脈の走行と一致しない遅延造影陽性所見を認める．ホルター心電図では心室性期外収縮は認めるものの，持続性の心室頻拍は認めず．

③ 運動耐容能（心肺運動負荷試験結果）: 症候限界性の心肺運動負荷試験を行い，peak VO$_2$: 18.8 mL/kg/min（5.3 METs 相当，110 Watt，HR 138 bpm），VE-VCO$_2$ slope: 35.7，AT時点でのVO$_2$: 14.1 mL/kg/min（4.0 METs 相当，79 Watt，HR 108 bpm）

④ 冠危険因子: 高血圧症

⑤ その他: リンパ腫の治療後は退職し自宅にいることが多く外出頻度が少なかったため下肢筋力の低下傾向あり．

【内服】カルベジロール 10 mg/日，カンデサルタン 4 mg/日

【運動指導と患者教育】

① 運動処方: 高齢で下肢の deconditioning も強かったため，心臓リハビリテーション施設に週2回通所してもらうこととした．β 遮断薬増量中であったこともあり，まずは運動強度として有酸素運動は AT level（4.0 METs・75 Watt）のレベルまで徐々に負荷をあげたものを，下肢レジスタンス・トレーニングは 10 RM の強度で運動療法を4カ月間行った．自宅では平地のウォーキングを（修正 Borg 指数6以下の強度で）1日30分ずつ行うよう指導した．

② 患者指導・教育: 塩分6gの食事指導および服薬指導を行い，特にコンプライアンスの不良な塩分制限は家族とともに食事指導を半年ごとに行うようにして改善を図った．

【経過】

　本症例はがんサバイバーにおける治療後の運動量低下に伴う廃用と，抗がん剤による心筋障害により運動耐容能が低下した高齢者に対する心臓リハビリテーションであり，できる限り在宅で，積極的に安全域の中での外出を勧めることで廃用予防と運動療法を合わせて行うことができた．半年後の心肺運動負荷試験の再評価で peak VO_2: 22.8 mL/kg/min，VE-VCO_2 slope: 33.7，AT 時点での VO_2: 15.1 mL/kg/min まで改善を認め，本人の自覚症状も NYHA Ⅰ度に改善を認めた．

📖 文献

❶ Edwards BK, Noone AM, Mariotto AB, et al. Annual report to the nation on the status of cancer, 1975-2010, featuring prevalence of comorbidity and impact on survival among persons with lung, colorectal, breast, or prostate cancer. Cancer. 2014; 120: 1290-314.

❷ Hooning MJ, Botma A, Aleman BM, et al. Long-term risk of cardiovascular disease in 10-year survivors of breast cancer. J Natl Cancer Inst. 2007; 99: 365-75.

❸ Gilchrist SC, Barac A, Ades PA, et al. Cardio-oncology rehabilitation to manage cardiovascular outcomes in cancer patients and survivors: a scientific statement from the American Heart Association. Circulation. 2019; 139: e997-e1012.

❹ Ishikawa A, Otaka Y, Kamisako M, et al. Factors affecting lower limb muscle strength and cardiopulmonary fitness after allogeneic hematopoietic stem cell transplantation. Support Care Cancer. 2019; 27: 1793-800.

❺ Jones LW, Courneya KS, Mackey JR, et al. Cardiopulmonary function and age-related decline across the breast cancer survivorship continuum. J Clin Oncol. 2012; 30: 2530-7.

❻ Armenian SH, Lacchetti C, Barac A, et al. Prevention and monitoring of cardiac dysfunction in survivors of adult cancers: American Society of Clinical Oncology Clinical Practice Guideline. J Clin Oncol. 2017; 35: 893-911.

がん患者の心臓リハビリテーションはどのように考えますか？

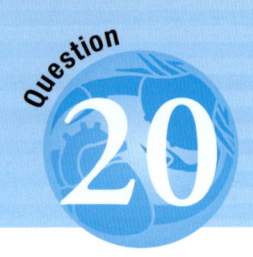

がん患者さんの心嚢液はどのタイミングでドレナージすればよいでしょうか？

まとめ

● がん性心膜炎に伴う心嚢液はしばしば心タンポナーデを引き起こすが，必ずしも心嚢液量からだけでは判定できないため症状および心エコー所見が重要である

　全身転移を伴うがん患者の場合，しばしばがんが心膜腔に達し，がん性心膜炎による心嚢液貯留を経験する．また放射線治療後における心嚢液貯留や，最近では免疫チェックポイント阻害薬使用による心膜炎なども腫瘍循環器領域では問題になることがある．いずれも初期には無症候性であり，CT などにより偶発的に心嚢液貯留が発見されることも多い．一方，心嚢液が増加してくると心タンポナーデの状態になり，呼吸苦や身の置き所のないような倦怠感・胸苦しさを自覚するようになる．

　がん性心膜炎を引き起こす心膜への転移を示す原発腫瘍としては，肺がんが最も多い．その他には乳がんや食道がんなどでしばしば経験する．発症機序としては縦隔リンパ節転移巣からの逆行性転移が最も重要で，転移によりリンパ流が閉塞されることで心嚢液が貯留し，さらに逆行性に心膜腔内に播種するとさらに腫瘍からの滲出液が心嚢液貯留を進行させる．

　有症状の心嚢液貯留患者の予後は不良で，平均生存期間は診断時から 2〜4 カ月とされ，特に固形腫瘍で予後は不良である．とりわけ乳がんでは 10〜13 カ月に対し，肺がんでは 3 カ月未満とされ，心嚢液中に悪性細胞を認める場合は予後

表1 心囊液量の基準

	ごく少量	少量	中等量	多量
拡張末期の左室後方フリースペース	5 mm 未満	5〜10 mm	10〜20 mm	20 mm 以上
推定心囊液量	50〜100 mL	100〜250 mL	250〜500 mL	500 mL 以上

(Jung HO. Korean Circ J. 2012; 42: 725-34❷を改変)

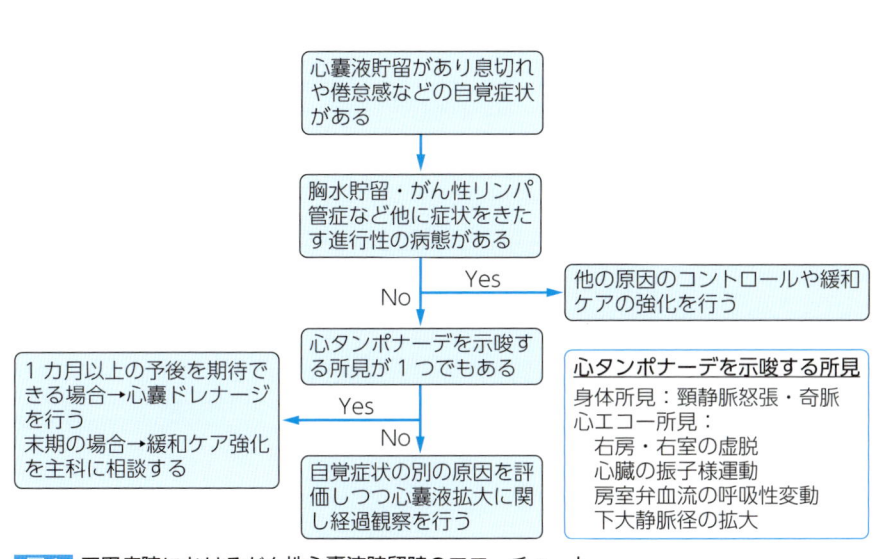

図1 三田病院におけるがん性心囊液貯留時のフローチャート

不良である❶. また心囊ドレナージはあくまでも症状を改善させるための対症療法であり，化学療法などの現病への治療が奏効しない限り根本的な解決にはならない．したがって，がん性心膜炎の治療は心膜液貯留量が多い場合であっても，症状がなく心エコー所見上も心タンポナーデを示唆する所見がない場合には，治療適応にならず化学療法の追加や変更など現疾患の治療を優先する．逆に心囊液の貯留量が少なかったとしても，貯留の偏在性や貯留の速度によっては症候性の心タンポナーデをきたすことがある．急激な貯留の場合は 100 mL 余りの量であっても心タンポナーデを発症する一方，緩徐な貯留の場合は 1 L 以上貯留しても心タンポナーデにならない場合がある．心囊液貯留の重症度は一般的に 表1 のような貯留量によって決定されるが，心タンポナーデに至っているかどうかに

Question 20

がん患者さんの心囊液はどのタイミングでドレナージすればよいでしょうか？

関しては，症状や血行動態異常を示唆する身体所見・心エコー検査所見が重要である．

　心タンポナーデを示唆する症状としては，呼吸困難・頻呼吸・起座呼吸・低拍出量に伴う発汗や末梢冷感および身の置き所のなさなどがあげられるが，特異的なものは乏しい．一方，身体所見では頸静脈怒張や肝腫大などの右心不全所見に加えて脈圧の低下・奇脈などを認める場合，心タンポナーデに至っている場合が多い．以上の所見を踏まえた三田病院におけるがん性心嚢液貯留に対するアセスメント方法を 図1 に示す．

　検査所見においては心電図では心嚢液貯留による QRS 電位の低下に加えて，心臓が振子様運動をすることにより心拍ごとの電位変化を認める場合がある．心タンポナーデの診断にもっとも有用な検査は心エコー検査であり，右心不全を示唆する下大静脈径の拡大だけではなく，右房および右室の虚脱 図2 や心臓の振り子様運動および房室弁血流の呼吸性変動は心タンポナーデを強く示唆する所見である．

　房室弁血流の呼吸性変動は E 波の変化で変化し，吸気時に右室側の E 波は増大する一方，左室側の E 波は 15% 以上減少するとされている 図3 ．

　次に治療に関して実践的な内容を述べる．有症候性の心タンポナーデを起こしたがん性心膜炎の治療は心嚢穿刺ドレナージがすべてである．ショックバイタルの場合などの緊急時には，心嚢穿刺のみでも有効であり，用手的に 50 mL 程度の引いただけでも著明な血行動態や症状の改善がみられる．しかし心嚢穿刺のみでは約 60% に再貯留がみられる[3]ことから，一般的には経皮カテーテルを用いた心嚢ドレナージを行う．超音波ガイド下に心嚢穿刺後，セルジンガー法でカテーテルを心膜腔内に留置し持続ドレナージを行う．心嚢穿刺の部位はエコーガイド下で心窩部もしくは心尖部から行う．がん患者に施行する際には，心窩部からの場合には腫大した肝臓を穿刺するリスクはないか，また心尖部からの場合に左胸水貯留がないかに注意する必要がある．多孔式のカテーテルを留置し心膜腔内に留置し，まずは用手的にできるだけ心嚢液を引いた後に，携帯用低圧持続吸引器に繋ぐようにする．ただし，持続吸引しているだけではカテーテルが詰まることが多いため，1 日 30〜60 分程度の開放時間にして，残りの時間はヘパリンロックをしておく．数日間留置し，24 時間で 20〜30 mL 以下の排液になった時点で抜

JCOPY 498-13438

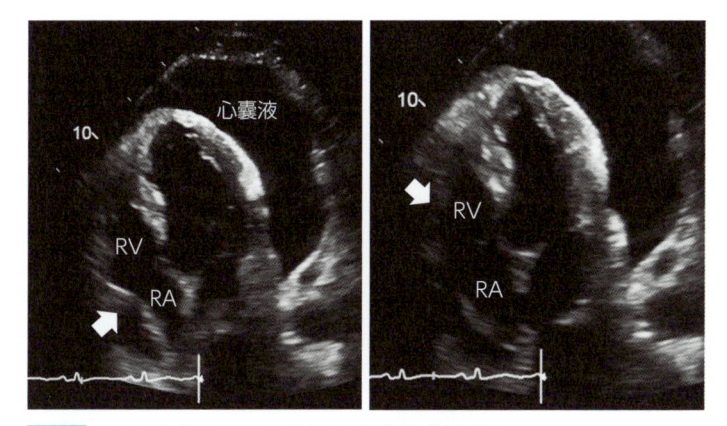

図2 心タンポナーデ時における右心系の虚脱所見
左: 収縮早期における右心房虚脱　右: 拡張早期における右心室虚脱

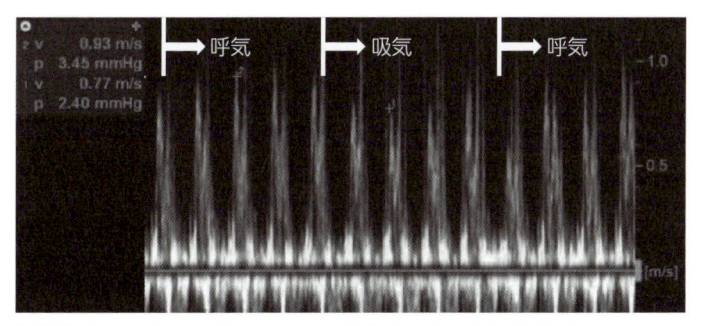

図3 心タンポナーデ時における左室流入血流の呼吸性変動
左室流入波形における E 波は心タンポナーデで吸気時に減少する

去する．80％前後の症例はこれでコントロール可能とされている．

　なお，がん性心嚢液の正常は血性のみであるとしばしば誤解されるが，漿液性のこともある．また細胞診も感度は高くないことや，前述のように縦隔リンパ節から逆行性の貯留をみていることもあるため，細胞診が陰性であったからといってがん性心膜炎を否定する根拠にはならないことに注意が必要である．

　繰り返す心嚢液の場合には，経カテーテル的に心膜開窓術を行うことがあり，透視下で 10 mm 前後の末梢用のバルーンを用いて心膜の開窓を行うが，がん性心膜炎の場合には癒着が生じてしまい別の局所に貯留するようになってしまうこ

とも多い．また，心囊穿刺ドレナージ後に癒着剤の心囊腔内投与による心膜癒着療法が臨床現場では施行されることがある．心膜癒着療法が予後改善を示した大規模試験は存在せず，本邦から原発性肺がんを対象としてブレオマイシン投与群と経皮持続ドレナージ単独群との比較試験が行われたものは（JCOG9811 試験），2 カ月後の心囊液無再貯留生存率がブレオマイシン群で改善傾向であったものの有意差は認められなかった[4]．癒着部位以外で局所に再発し穿刺が困難になってしまうこともあるため，原病の予後が不良でどうしても排液量が減少しないケースなどにやむを得ず行う場合を除いて当施設ではルーチンでは行っていない．前述の臨床試験では，

- ●ブレオマイシン 15 mg＋生理食塩水 20 mL 心腔内ワンショット
- ●排液量が減少せず追加投与する場合は 48 時間後に 10 mg を再投与[4]

というプロトコールで行われており，そのほかにもマイトマイシン C[5]や OK432 5KE（ピシバニール）[6]などが用いられているが，ブレオマイシンは反応性の発熱が少ないことから比較的よく用いられる．また経験上，胸膜癒着術の場合と異なり薬剤投与後の体位変換はあまり効果がない．

　心タンポナーデを起こしている場合，カテーテル室でドレナージを開始し 50 mL ほど抜いた途端に患者さんの症状が改善することが多く，やはり心タンポナーデであったとの確信を得られる．心タンポナーデの発症は決して心囊液の量だけに依存するものではなく，心膜の進展度合い（心囊液の貯留速度や，播種および放射線治療の既往などに影響される）の影響が強いため，症状と検査所見を複合的に判断して診断を下すことが重要である．

📖 文献

❶ Gornik HL, Gerhard-Herman M, Beckman JA. Abnormal cytology predicts poor prognosis in cancer patients with pericardial effusion. J Clin Oncol. 2005; 23: 5211-6.

❷ Jung HO. Pericardial effusion and pericardiocentesis: role of echocardiography. Korean Circ J. 2012; 42: 725-34.

❸ Tsang TS, Seward JB, Barnes ME, et al. Outcomes of primary and secondary treatment of pericardial effusion in patients with malignancy. Mayo Clin Proc. 2000; 75: 248-53.

JCOPY 498-13438

❹ Kunitoh H, Tamura T, Shibata T, et al. A randomised trial of intrapericardial bleomycin for malignant pericardial effusion with lung cancer (JCOG9811). Br J Cancer. 2009; 100: 464–9.

❺ Kaira K, Takise A, Kobayashi G, et al. Management of malignant pericardial effusion with instillation of mitomycin C in non-small cell lung cancer. Jpn J Clin Oncol. 2005; 35: 57–60.

❻ Imamura T, Tamura K, Takenaga M, et al. Intrapericardial OK-432 instillation for the management of malignant pericardial effusion. Cancer. 1991; 68: 259–63.

Question 20

がん患者さんの心嚢液はどのタイミングでドレナージすればよいでしょうか？

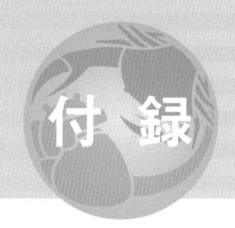

付　録

三田病院のフォロープロトコールとフローチャート一覧

（図表タイトル右の ☞ は本文掲載ページを表す）

〔新しい Type 1/Type 2 の CTRCD の臨床的特徴の比較〕（☞ p.22）

がん治療関連心機能障害　Cancer therapeutics-related cardiac dysfunction（CTRCD）
　：左室収縮率（LVEF）が 10%以上低下し，かつ LVEF＜53%（もしくは正常下限）

	Type 1	Type 2
代表的薬剤	アントラサイクリン系抗がん剤（ドキソルビシン）	トラスツズマブ
抗がん剤の投与用量依存性	あり蓄積性があるため再投与は困難	なし休薬後の再投与も可能
心筋障害の特徴	フリーラジカル刺激による不可逆的な心筋壊死・変性	ErbB2/4 受容体を介したミトコンドリア心筋代謝障害による心筋細胞機能低下
心不全発症時期	抗がん剤投与終了後 5 年以上経過後のことが多い	抗がん剤投与期間中
ミクロの所見	サルコメア構造の破壊・心筋の空胞変性と脱落	早期には特異的所見はない
早期介入による可逆性	期待できる	期待できる
早期介入のためのマーカー	心エコー（LVEF）トロポニン I	心エコー（GLS）
Stage C 心不全まで進行時における治療反応性	きわめて悪い	心不全まで至った例では可逆性でないことがある特にアントラサイクリン系抗がん剤使用歴のある例では注意

【心不全発症ハイリスク群として三田病院でスクリーニング対象とする群】（☞ p.29）

1. 高用量アントラサイクリン（ドキソルビシン≧250 mg/m^2・エピルビシン≧600 mg/m^2）使用例

2. 縦隔を含む高線量放射線療法（≧30 Gy）

3. 縦隔を含む低線量放射線療法（＜30 Gy）＋低用量アントラサイクリン（ドキソルビシン＜250 mg/m^2）の併用

4. 低用量アントラサイクリン（ドキソルビシン＜250 mg/m^2）またはトラスツズマブ単独使用例のうち，以下のいずれかを有する場合
   ・治療中・治療後の冠動脈疾患危険因子（喫煙・高血圧・糖尿病・脂質異常症・肥満）が 2 つ以上
   ・がん治療時に 60 歳以上
   ・心機能低下（LVEF 50〜55％の境界域低下例を含む）
   ・心疾患（心筋梗塞の既往および中等度以上の弁膜症）

5. 低用量アントラサイクリン（ドキソルビシン＜250 mg/m^2）使用後のトラスツズマブ使用例

(Armenian SH, et al. J Clin Oncol. 2017; 35: 893–911 を参照し作成)

【三田病院腫瘍循環器外来におけるトラスツズマブ投与例のフォロープロトコール】（☞ p.36）

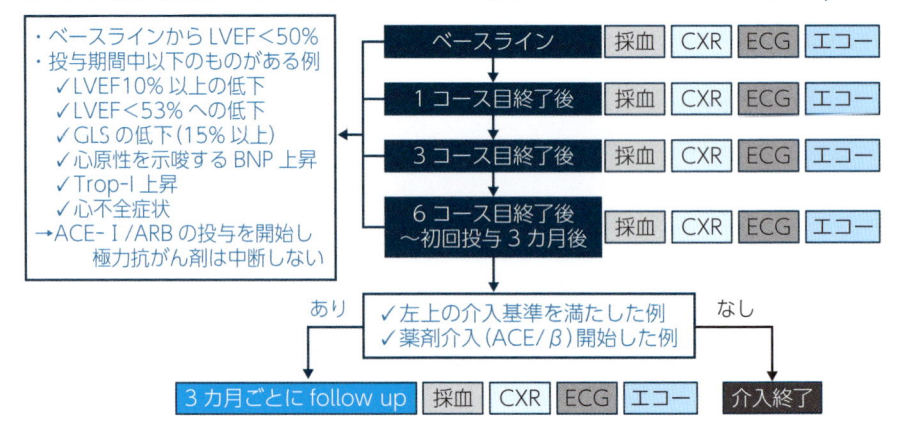

JCOPY 498-13438

【三田病院で用いているアントラサイクリン系抗がん剤による心筋障害のリスク評価】
(☞ p.46)

特にハイリスクの例 （頻回のモニタリングが必要）	注意するべき例
●総投与量がドキソルビシン換算で 400 mg/m²を超える場合 ●ベースラインの LVEF＜50％の場合 ●左胸部・縦隔への放射線照射歴がある場合 ●心筋梗塞の既往や中等度以上の弁膜症がある場合	●総投与量がドキソルビシン換算で 250 mg/m² を超える場合 ●ベースラインの LVEF≧50％であっても正常下限から 5％以内の low normal の場合 ●60 歳以上 ●女性 ●他の心筋障害の薬剤投与歴がある場合

【三田病院腫瘍循環器外来におけるアントラサイクリン系抗がん剤投与例のフォロープロトコール】（☞ p.48）

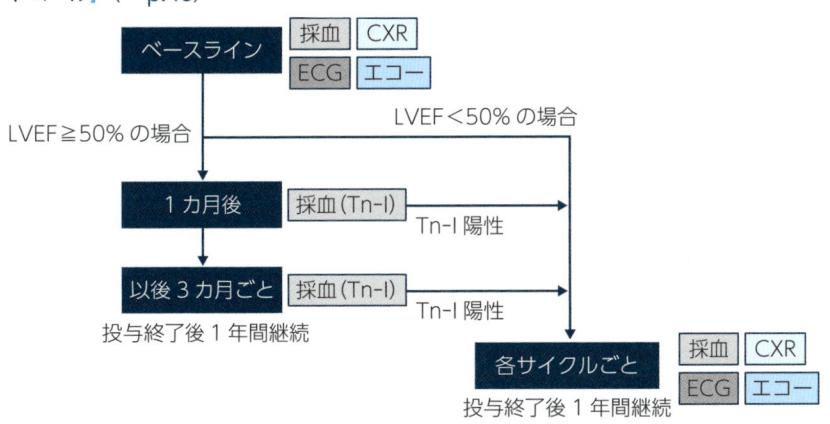

【三田病院腫瘍循環器外来における免疫チェックポイント阻害薬 (ICI) 投与例のフォロー
プロトコール】（☞ p.55）

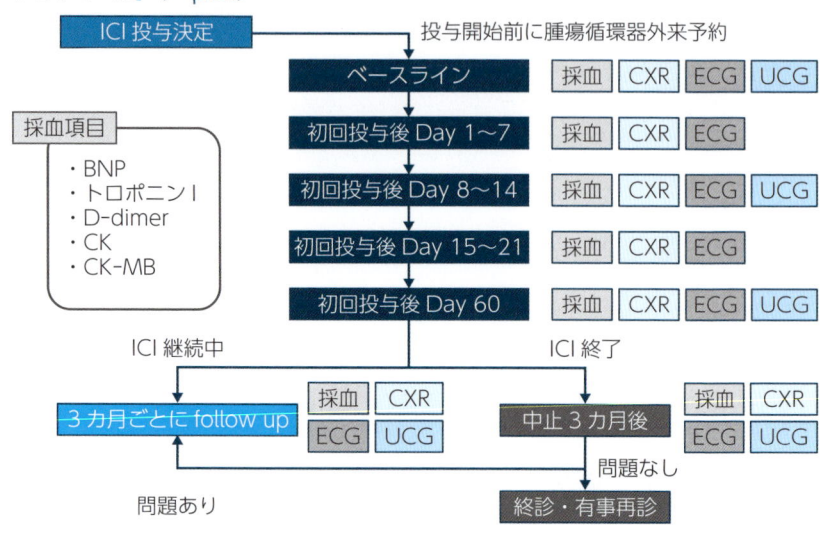

【三田病院におけるチロシンキナーゼ阻害薬投与例のフォロー】（☞ p.65）

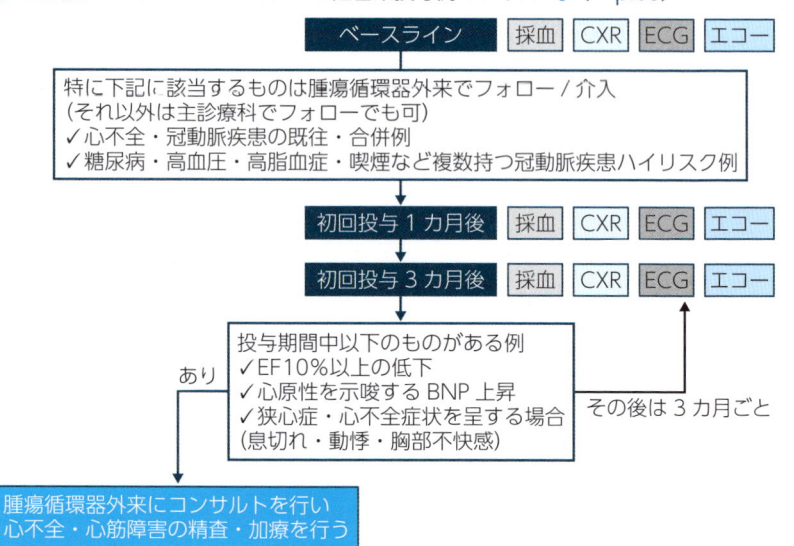

JCOPY 498-13438

【三田病院腫瘍循環器外来におけるレンバチニブ投与例のフォロープロトコール】
(☞ p.72)

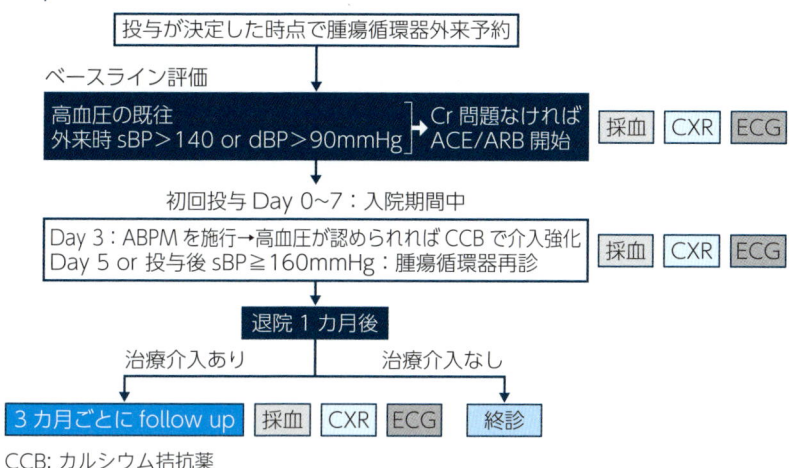

投与が決定した時点で腫瘍循環器外来予約

ベースライン評価

高血圧の既往
外来時 sBP＞140 or dBP＞90mmHg ┐→ Cr 問題なければ
ACE/ARB 開始　採血　CXR　ECG

初回投与 Day 0～7：入院期間中

Day 3：ABPM を施行→高血圧が認められれば CCB で介入強化
Day 5 or 投与後 sBP≧160mmHg：腫瘍循環器再診　採血　CXR　ECG

退院 1 カ月後

治療介入あり　　　　　　治療介入なし

3 カ月ごとに follow up　採血　CXR　ECG　終診

CCB: カルシウム拮抗薬

【三田病院におけるがん患者に合併した非周術期の心房細動の治療方針】(☞ p.88)

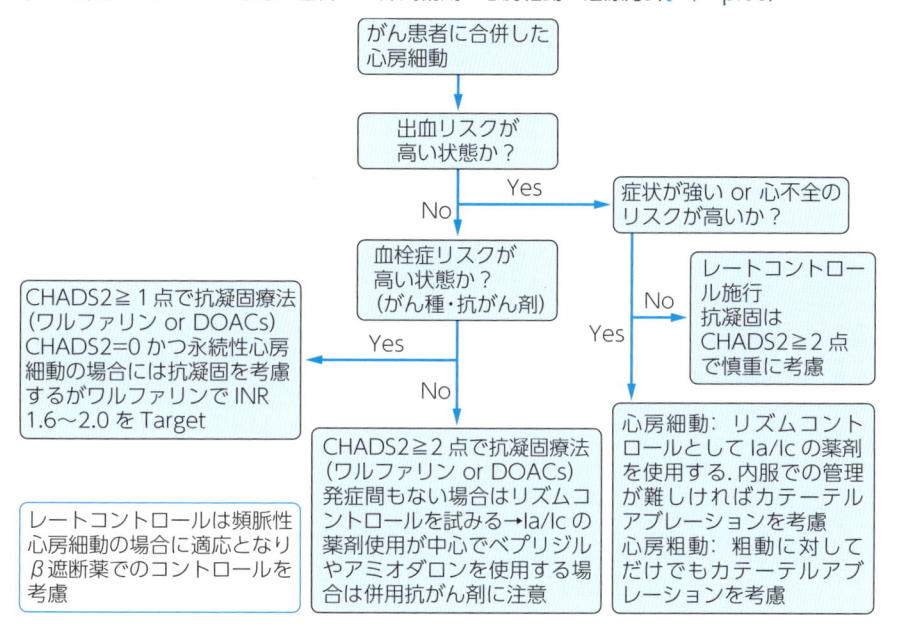

がん患者に合併した
心房細動

出血リスクが
高い状態か？

Yes　症状が強い or 心不全の
リスクが高いか？

No

血栓症リスクが
高い状態か？
(がん種・抗がん剤)

No　レートコントロー
ル施行
抗凝固は
CHADS2≧2 点
で慎重に考慮

Yes

CHADS2≧1 点で抗凝固療法
(ワルファリン or DOACs)
CHADS2=0 かつ永続性心房
細動の場合には抗凝固を考慮
するがワルファリンで INR
1.6～2.0 を Target

Yes

No

CHADS2≧2 点で抗凝固療法
(ワルファリン or DOACs)
発症間もない場合はリズムコ
ントロールを試みる→Ia/Ic の
薬剤使用が中心でベプリジル
やアミオダロンを使用する場
合は併用抗がん剤に注意

心房細動: リズムコント
ロールとして Ia/Ic の薬剤
を使用する. 内服での管理
が難しければカテーテル
アブレーションを考慮
心房粗動: 粗動に対して
だけでもカテーテルアブ
レーションを考慮

レートコントロールは頻脈性
心房細動の場合に適応となり
β遮断薬でのコントロールを
考慮

【三田病院で推奨している放射線関連心疾患スクリーニング指針】（☞ p.94）

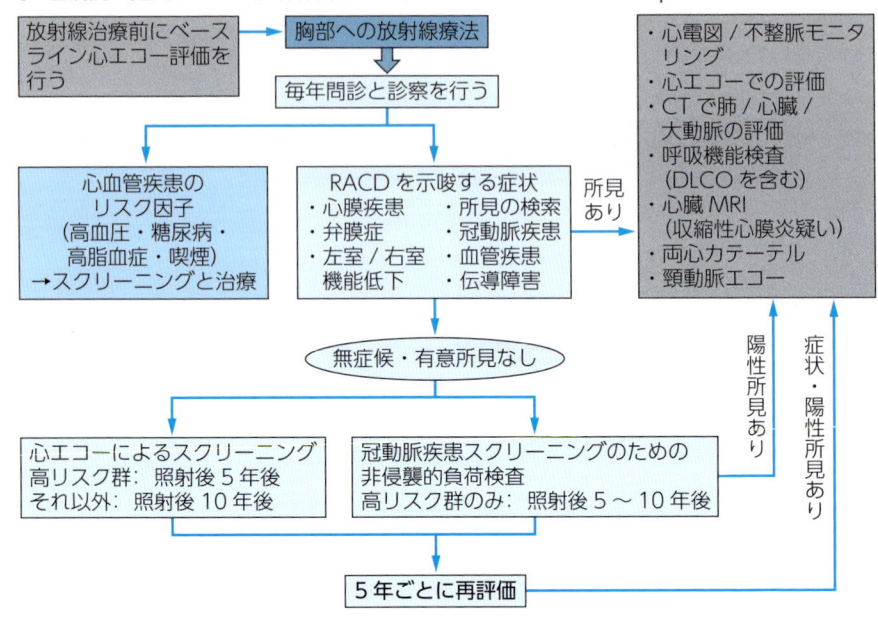

（Desai MY, et al. J Am Coll Cardiol. 2019; 74: 905-27 を改変）

【三田病院における VEGF 阻害薬など動脈血栓症ハイリスク抗がん剤治療開始前冠動脈疾患評価・治療フロー】（☞ p.100）

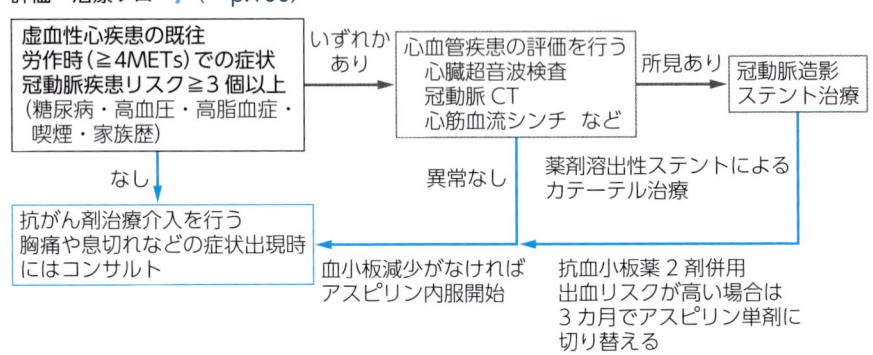

【三田病院における担がん患者の VTE アセスメント（1）】（☞ p.120）

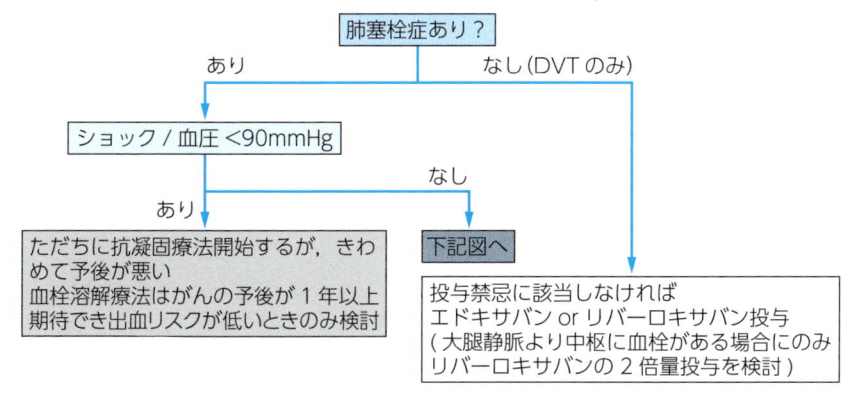

肺塞栓症あり？

あり → ショック / 血圧 <90mmHg

なし(DVT のみ) →

あり → ただちに抗凝固療法開始するが，きわめて予後が悪い
血栓溶解療法はがんの予後が 1 年以上期待でき出血リスクが低いときのみ検討

なし → 下記図へ

投与禁忌に該当しなければ
エドキサバン or リバーロキサバン投与
(大腿静脈より中枢に血栓がある場合にのみ
リバーロキサバンの 2 倍量投与を検討)

【三田病院における担がん患者の VTE アセスメント（2）】（☞ p.120）

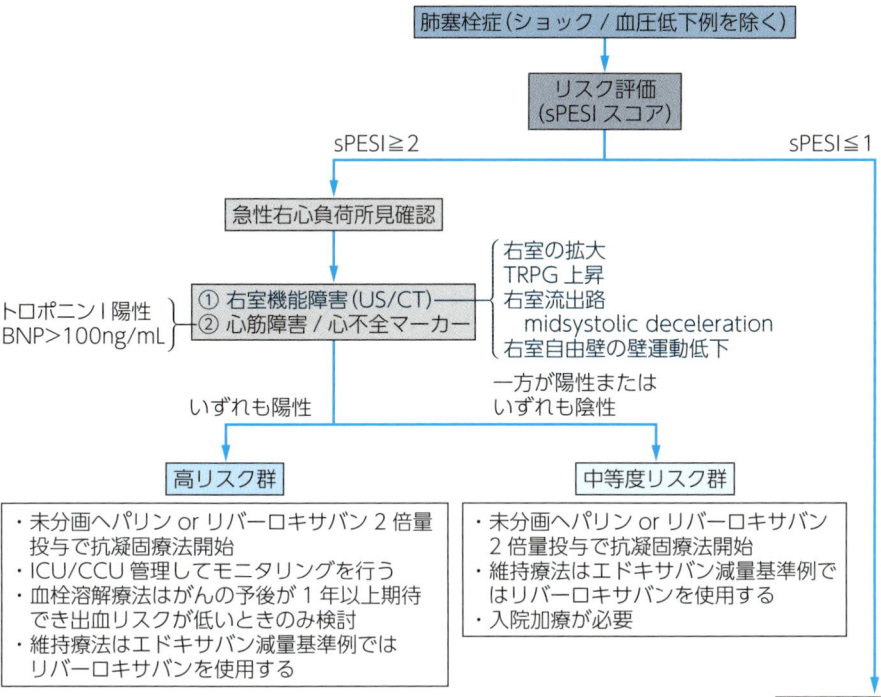

肺塞栓症（ショック / 血圧低下例を除く）

リスク評価
(sPESI スコア)

sPESI≧2 / sPESI≦1

急性右心負荷所見確認

トロポニン I 陽性
BNP>100ng/mL

① 右室機能障害(US/CT)
② 心筋障害 / 心不全マーカー

右室の拡大
TRPG 上昇
右室流出路
 midsystolic deceleration
右室自由壁の壁運動低下

いずれも陽性

一方が陽性または
いずれも陰性

高リスク群

・未分画ヘパリン or リバーロキサバン 2 倍量
 投与で抗凝固療法開始
・ICU/CCU 管理してモニタリングを行う
・血栓溶解療法はがんの予後が 1 年以上期待
 でき出血リスクが低いときのみ検討
・維持療法はエドキサバン減量基準例では
 リバーロキサバンを使用する

中等度リスク群

・未分画ヘパリン or リバーロキサバン
 2 倍量投与で抗凝固療法開始
・維持療法はエドキサバン減量基準例で
 はリバーロキサバンを使用する
・入院加療が必要

低リスク群

・抗凝固療法（通常量での DOACs でもコントロール可能）
 ただし減量基準例ではエドキサバン使用を避ける
・血栓量が多い場合リバーロキサバン 2 倍量を使用する
・がん自体の予後も考慮し早期退院・外来治療も考慮

【三田病院における抗がん剤による薬剤性肺動脈性肺高血圧症の診断と治療方針】
（☞ p.131）

	正常範囲	薬剤性肺動脈性肺高血圧症	
対処法		原因薬剤の中止を考慮	原因薬剤を中止し，肺血管拡張薬を開始する
平均肺動脈圧	15 mmHg 以下	21〜24 mmHg	≧25 mmHg
肺動脈楔入圧	5〜10 mmHg	≦15 mmHg	≦15 mmHg
肺血管抵抗	1〜2 Wood 単位	＞2 Wood 単位	≧3 Wood 単位

【三田病院におけるがん性心嚢液貯留時のフローチャート】（☞ p.151）

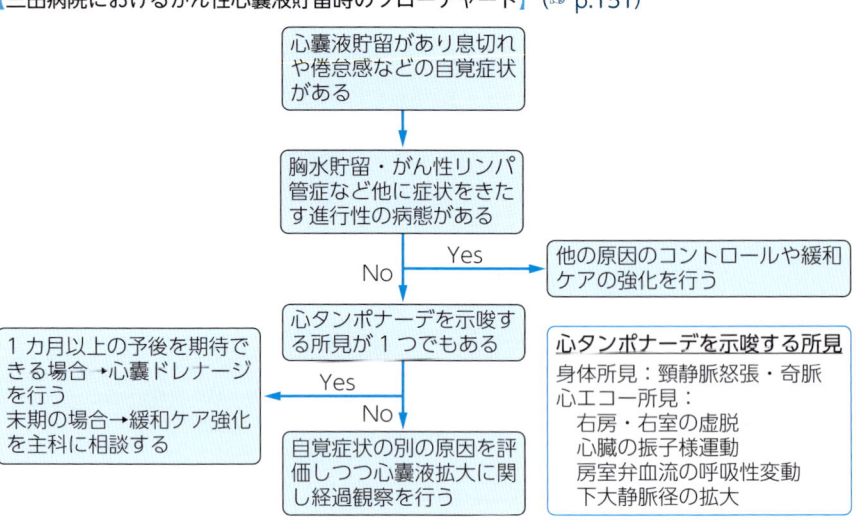

JCOPY 498-13438

索　引

著者略歴

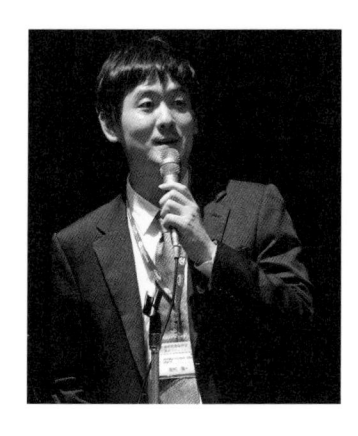

田村雄一（たむら　ゆういち）

国際医療福祉大学三田病院　心臓血管センター
国際医療福祉大学医学部　循環器内科　准教授

2004年慶應義塾大学医学部卒業．三井記念病院研
修医，慶應義塾大学医学部大学院・同助教を経て
2014年よりフランス・パリ大学に留学．2017年4月
に国際医療福祉大学三田病院で腫瘍循環器外来『が
ん心臓外来』を開設．専門は腫瘍循環器学のほか肺
高血圧症・肺血栓塞栓症・デジタルヘルス．

ベッドサイドで使える腫瘍循環器入門
循環器医と腫瘍専門医が知っておくべき20の基本知識 ©

| 発　行 | 2019年11月1日　1版1刷 |
| 著　者 | 田 村 雄 一 |

発行者　株式会社　中外医学社

代表取締役　青 木　　滋

〒 162-0805　東京都新宿区矢来町62

電　話　　（03）3268-2701（代）

振替口座　00190-1-98814番

印刷・製本/三報社印刷㈱　　　　　〈SK・YS〉
ISBN978-4-498-13438-6　　　　Printed in Japan